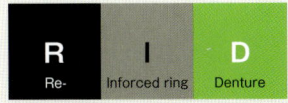

再修復
デンチャーテクニック
Re-Inforced ring Denture
の考え方と臨床応用

監修／細山 愃
執筆／小髙一真／佐藤孝弘／篠原俊介／武井賢郎／細山 愃／村田雅史

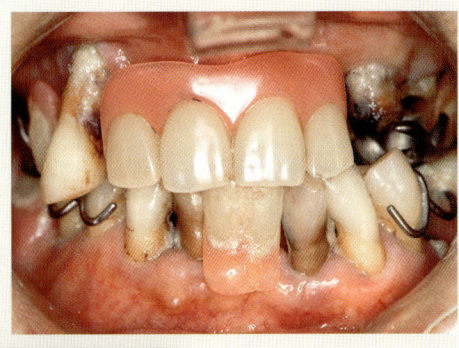

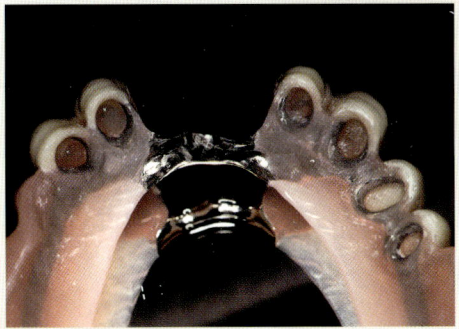

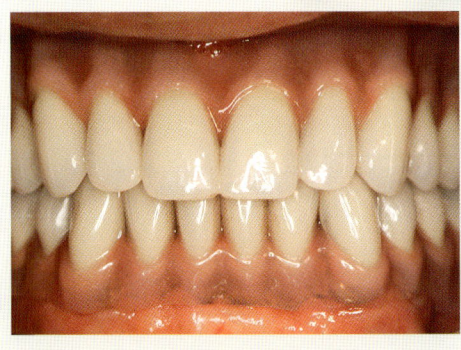

クインテッセンス出版株式会社　2011

Tokyo, Berlin, Chicago, London, Paris, Barcelona, Istanbul, Milano, São Paulo, Moscow, Prague, Warsaw, New Delhi, Beijing, and Bukarest

R I D
Re- Inforced ring Denture

刊行にあたって

　現今の歯科界は、激しくもあり、厳しくもある。しかし、歯科医学の目覚ましい進展ぶりには大いに未来を感じ、歯科臨床に取り組むことの価値を見出している。

　長期の治療経過を見守る中で喜怒哀楽を噛みしめながら歩んできたが、自分の臨床を振り返ると、力不足をまざまざと感じ、第一のステージ、第二のステージとステップアップをはかってきた。そして、第三のステージへの再挑戦を続けている現在である。

　重症な疾病や合併症を診るたびに、再治療や合併症の可能性があるであろうことも考慮しながら、治療を行ってきた。そして、それらに直面した時はすべての英知を集約して再治療しなければならないということも痛感してきた。

　複合的疾患のある患者に配慮した治療の諸問題に悩みながら解決してきたなかで、もう一度機能回復をさせるための治療に、ここで記したRID法（Re-Inforced ring Denture）、すなわちリングとフレームで補強されたデンチャーを導きだしてきた。これまでさまざまな臨床例から好結果を得ているが、それはすべての再治療症例の解決方法ではない。しかし、再発した病態を修復するための方法として、適切な治療方法であると思う。

　故保母須弥也先生の『インプラントの咬合』という壮大な書の上梓のお手伝いをし、書物を成すこととは強靭な精神力と体力と忍耐力をともなう過酷な一大事業であると思い知らされた。学術書を上梓した先人の底力に敬服しつつ、私はいままで書を世に問うという難題はしまいと思ってきたのだが、今回、意を決して複合的疾患のある患者への再治療方法についてまとめることにした。

　本書では、佐藤孝弘先生にはフォースコントロール、篠原俊介先生と武井賢郎先生には臨床例の提示、村田雅史先生には口腔粘膜上皮の解説、小髙一真君には技工を担当していただいた。理論背景となる指導書もない暗中模索の中でまとめるという困難な作業に立ち向かう中から完成するに至り、心ゆくまでの助言と指導をして下さったクインテッセンス出版（株）の佐々木一高社長に心からの敬意を表したい。

　また、臨床の傍らご自分の章を精力的に担当していただいた先生方と多くの助言をして下さった新潟SJCDの会員、それと幾度となく本書の修正・スライドの差し替え等の無理難題を快く引き受けてくれたスタッフに心から感謝を申し上げる。

細山　愃

CHAPTER 1　リインフォースド・リング・デンチャー（RID）
―リングとフレームで補強されたデンチャー―

- 01　リインフォースド・リング・デンチャー（RID）とは……………… 8
- 02　RIDの背景…………………………………………………………… 9
- 03　RIDの考え方………………………………………………………… 10
- 04　インプラントとの関連について …………………………………… 11
- 05　修復治療の一端としてのRIDの特長 …………………………… 12
- 06　プロビジョナルレストレーションとしての意義 ………………… 13
- 07　治療過程における意義 ……………………………………………… 14
- 08　口腔粘膜上皮からみたRIDの利点 ……………………………… 15

CHAPTER 2　リインフォースド・リング・デンチャー（RID）の臨床応用

- Case01　インプラント非適応症の可撤性補綴装置に快適性を求める症例 …………………………………… 18
- Case02　咬合崩壊した顎位を回復、維持させた症例 ……………… 25
- Case03　永続性のない残存歯と歯列に対応した症例 ……………… 28
- Case04　欠損部への審美的要素を取り入れた修復症例 …………… 33
- Case05　残存歯の妥協的保存を図る必要がある症例への対応 …… 36
- Case06　再修復が容易な機構を内在させる症例 …………………… 40
- Case07　外科的侵襲が禁忌の有病患者への効果的修復症例 ……… 44
- Case08　外科的侵襲直後の患者の機能、審美維持への応用症例 … 48
- Case09　機能を失ったインプラントをフォローする応用症例 ………………………………………… 52
- Case10　可撤性義歯の沈下防止のためにインプラントを応用した症例での活用 ……………………… 56
- Case11　社会的要求度を満たせない患者への応用症例 …………… 60
- Case12　骨造成後、回復までの審美、機能維持を目的とした応用症例 ……………………………………… 63

CHAPTER 3 リインフォースド・リング・デンチャー（RID）の技工操作

- 01 RID の特長 ･･･ 68
- 02 RID の形態 ･･･ 69
- 03 RID の製作方法 ･･･ 70
- 04 修復物の強度と床外形 ･･･････････････････････････････････ 74
- 05 審美を得るリングの製作法と人工歯の排列 ･････････････････ 75
- 06 リングと人工歯と床を連結するための方法 ･････････････････ 76
- 07 内冠の形態と製作方法 ･･･････････････････････････････････ 77
- 08 ルーズフィットへの補修方法 ･････････････････････････････ 78
- 09 各材料の比較、特徴 ･････････････････････････････････････ 79

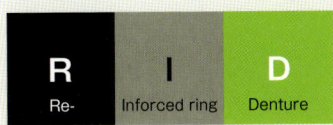

CHAPTER 1
リインフォースド・リング・デンチャー（RID）
―リングとフレームで補強されたデンチャー―

01　リインフォースド・リング・デンチャー（RID）とは
02　RID の背景
03　RID の考え方
04　インプラントとの関連について
05　修復治療の一端としての RID の特長
06　プロビジョナルレストレーションとしての意義
07　治療過程における意義
08　口腔粘膜上皮からみた RID の利点

01 リインフォースド・リング・デンチャー（RID）とは

　リインフォースド・リング・デンチャー（Re-Inforced ring Denture：以下RIDと略す）は、リングとフレームで補強されたデンチャーのことで、脆弱な天然歯をも支台歯として利用することができ、とくにすれ違い咬合のように中心位、咬合高径、アンテリア・ガイダンスをコントロールしにくい症例には、非常に効果を発揮する補綴方法である。

　フォースコントロールからみると、粘膜の被圧変位量と支台歯の被圧変位量が重要となるが、この変位量の差は理論的に説明することができても、現実的には粘膜と支台歯の変位量はその状態や部位により大きく異なり、臨床的に口腔内でその差を埋め合わせることは困難と考える。

　コーヌスクローネデンチャーでは、歯根膜支持が主体であるため、支台歯の負担が非常に大きい。その適合は鋳造精度に依存しているため、K.H.ケルバー教授の理論を再現することは困難であり、実際の臨床では内冠が摩耗して維持力が低下したり、内冠の脱離、義歯の破損、咬合高径の変化などが生じて、その再構築に苦慮する。

　YalisoveのCSC（Crown and Sleeve Coping）Fixed Prosthesisでは、スリーブコーピング（内冠）とセカンダリークラウン（外冠）の歯頸部付近に回転沈下量を補償するためのスペースを設定しているが、テーパーが16°程度と大きい内冠と相まって義歯全体の維持力は低くなりやすい。理論的にはその補償スペースは有用であるが、変位量を具現化することができないため、現実的には欠点となってくる。そのためRIDでは被圧変位量の差を積極的に補償するような機構は設定していない。

　インプラントを埋入し、RIDに取り込む場合、フォースコントロールはさらに複雑化し、咬合圧は歯根膜支持と粘膜支持、インプラント支持という3つの異なる力により分散されることになる。咬合圧による支持組織の沈下量・圧縮量は、歯根膜の沈下量20〜60μm、歯槽粘膜の圧縮量40〜140μm、インプラントの沈下量5〜10μmであり、等量にはなりえないため、RIDは機能時に動揺、回転をし、支台歯、粘膜、インプラントに悪影響を及ぼす因子となる。この三者をいかにコントロールしていくかが長期安定性を得るための鍵となる。

　とくにインプラントは適合精度の許容量が厳しいため、印象材や印象法によって歪みを生じてしまう作業模型上ではなく、口腔内でインプラント部分のRIDを適合させる方が臨床的にトラブルが少ない。

02 RIDの背景

　疾病を患った口腔が機能的にも審美的にも回復し、長期にわたり健康を維持するには的確な診断と適切な治療を適応することは論をまたない。

　しかし、疾病の程度、生体の加齢、代替医療機材、患者固有の受容能力、医療術式の限界などで予測を超えた疾病の再発や新たな合併症が発症する症例もある。

　本来、医療とは担当医と患者の意思決定の相互理解で成り立つもので、治療に際して医師と患者には相互責任が存在する。また回復治療の永続性は前述したように生体の条件で変化することを明確にしておくべきである。

　そのうえで、なされてきた治療に付随して生じる諸々の問題と、術後の推移を患者に理解してもらい、患者から合意が得られたら、治療技術のすべてを駆使して回復治療がなされる。しかし、時には困難な疾病状況やきびしい治療環境下で治療を行なわなければならない場合がある。

　ここでは、残存している歯牙や周辺組織を保存しながら再度、機能、審美を回復する一つの方法として、RID術式を採用した。

　その結果、審美、機能回復、再修復の容易さ、終末治療への移行型としての改善方法としてRIDを採用することで好結果を得られたので、次にその特徴を述べる。

03 RID の考え方

　欠損部を補綴修復する方法には大別して、①可撤性義歯、②ブリッジ、③インプラントがある。どれを適応させるかは、欠損歯数、欠損部位、欠損形態、欠損部周囲の硬軟組織、残存歯、対合歯の状態などにより決定される。その各々について、機能的・構造的要求、生物学的要求、審美的要求が十分に満たされていなければならないが、全身的または局所的な問題や社会的問題などで、場合によってはこれらの要求を満たせない症例もある。

　そのような場合、残存歯を欠損補綴物の維持装置として利用し、治療介入をすることがある。健全な残存歯の侵襲が少ない方法で修復するために、可撤性義歯を採用する場合があるが、しかし、義歯床が大きく、粘膜負担の多い可撤性義歯の歯槽粘膜部には粘膜固有の機能を構成する細胞群が存在する。この部分を義歯床で覆うことによって、その機能が損なわれるため、粘膜を覆う義歯床部分をできるだけ小さくする工夫が必要となる。

　RIDを取り入れることで、複雑な維持装置を残存歯に内在させ、荷重力を粘膜歯槽骨維持と歯牙歯槽骨維持に求めることで、可撤性義歯の欠点である欠損部の床部分を小さくする。さらに、粘膜構成要素の細胞機能を阻害することなく義歯を機能させ、しかも患者に受容される快適な形態を提供できる。また、永続性のない残存歯牙、スリーピングになったインプラント、孤立歯などを救済して再機能させるのに有益な方法である。

04 インプラントとの関連について

インプラントと義歯の回転沈下を防ぐ

　天然歯支台によって維持力が発揮できる症例で、遊離端欠損部分など義歯の回転沈下を防止する位置にインプラントが埋入された場合、義歯の挙動は安定し、支台歯の予後によい影響を及ぼすと考えられる。

　しかし、インプラントは被圧変位量が天然歯に比べてないため、咬合力により回転沈下を起こす義歯の回転力をすべてインプラントが負担する状態になりかねない。

　そのため、インプラントと天然歯双方に義歯の維持が混在している場合には、インプラントに回転力が加わらないように支台部分は極力短くし、あくまでも義歯の回転沈下を防止する目的に使用するのが効果的である。また、義歯の回転力を逃がすためにインプラントに球状のコーピングを設置することは有効であると考える。

インプラントに維持力を求める

　残存歯に適切な維持力を求めることができず、インプラントに維持を求めなければならない場合、インプラントに設置する内冠が必要である。義歯の支持機能はインプラント支持が主体となり、義歯の回転力はインプラントにも負担させることになるため、インプラントの埋入位置、埋入本数に力学的配慮が必要となる。

　また、インプラントに設置する内冠は、コーヌス角のように強い維持力が得られるテーパーにすると、義歯着脱の際に揺り動かして側方力を加えることになるため、各インプラントには、RIDの内冠と同様に把持（Bracing）と支持（Support）を主体とするだけの機能にすべきである。力学的に配慮された数本のインプラントで把持がしっかり確保されていれば、機能時の義歯の安定性は得られると思われる。

05 修復治療の一端としてのRIDの特長

　コーヌスデンチャーは、支台歯を覆う内冠とデンチャー部に接続された外冠、それに連結されているメタルフレームから成り立っている義歯である。

　支持の主体は維持に適した形態に修復された残存歯と欠損部の粘膜と骨である。力を分散するために床部分をできるだけ多くとるようにする。そのため、メタルフレーム部分はメッシュ状にしてレジン床部分の固着を補強しておく。また、沈下を阻止するため、金属の内冠、外冠はサベヤーで挿入方向を決める。

　しかし、長期経過とともに、挿入方向によって得られた維持力が経時的にルーズになると義歯の安定が損なわれる。この場合、メタル対メタルの接触部分の修正が必要で、内冠、外冠を新製しない限り、修理が困難になる。また、審美を演出するコーヌスの外冠部の人工歯が破折、または脱落して外冠部のメタル色が露出したり、外冠の歯頸部メタル色が歯肉の退縮で審美的に受け入れられなくなると、修理が非常に困難になる。さらに、コーヌスのフレーム部分とレジン床部分の固着が緩んだり、外れて再修復に困難を極めることもある。

　一方、RIDは外冠を必要とせず、支台歯を覆うメタルの内冠はヘビーショルダータイプに形成され、円錐形であるから、各支台歯の平行性があまり要求されない。そのため、サベヤーを必要とせず、後述するリングがそれに被さり、内冠を覆う外側はレジン材で構成される。

　RIDは外冠部を構成する部分がメタルでないため、審美的な不都合が発現しない。また、維持力がルーズになっても、外冠に相当する部分がレジン材であることから、内冠のメタル部に溝を形成することでルーズさが解消できる。その上、内面にレジンを添加すれば、直ちに維持力が得られるシステムが組み込まれている。

　このように、RIDはトラブルが発生してもレジン材の添加で再修復が容易であり、しかもチェアサイドで修理が済んでしまう利点もある。RIDでは金属部分がすべてレジンに覆われることにより、フレームとレジン床部分は強固に固着される。さらに、補強部分のメタルも露出することなくリベースも容易である。

　RID製作時、金属やレジン材の使用量が少ないこと、製作技工が単純なこと、維持力を得るための内冠同士の平行性も厳格に求められないため、サベヤーも不要なこと、技工費用が安価であることなども利点としてあげられる。

06 プロビジョナルレストレーションとしての意義

　プロビジョナルレストレーションとは、最終修復物を製作する前に、それに付与する形態、機能、歯肉との調和、咬合接触部位、生体適合のある顎運動路、顔貌と調和した審美等を前もって精査する診断用の補綴物のことである。レジン系材料やメタルを用いて、患者と術者の意図する治療ゴールの再現を目的として最終修復物に類似した診断用修復物を製作し、それを口腔内にある期間装着しておく。

　レジン系材料は添加、削除が容易で、より的確に最終修復物のイメージが得られるという利点がある。しかし、顎運動路の一次元と二次元の因子しか診断できないという限界もある。

　一方、メタルプロビジョナルクラウンは口腔内にある期間、装着しておくことで、顎運動路や咬合接触部位がメタル上に光沢面として印記されるため、最終修復物に付与する顎運動と患者固有の下顎運動との間で、整合性を印記された光沢面で判読診査できるという利点があり、三次元的な咀嚼運動機能や審美性の可否が診断可能となる。

　その診査の過程で理想とする顎運動の基準値に合致した運動路やアンテリア・ガイダンスを数値としてとらえることができる。また、患者固有の顎運動やアンテリア・ガイダンスを再現する場合にも、これらが数値として表記されるよう、どの顎運動を最終補綴物に付与するかの大きな判断材料になる。

　このような多くの使途のあるプロビジョナルレストレーションにRIDシステムを用いる方法もある。

07
治療過程における意義

　さまざまな疾病で観血処置が禁忌の患者の咀嚼、審美、顎位、顎運動機能を再構築する場合に、残存歯を活用したRIDを適応すれば、外科的侵襲を加えずに困難な問題を解決できる。

　やむを得ず、長期間経過観察を続けなければならない症例に対して、適応させている間、この装置の破損や脆弱な残存硬軟組織に問題が生じても、容易に添加や補修が可能であり、再度その目的を維持しながら経過観察を続けていける利点がある。

　たとえば、インプラントを適応する際、インプラントを維持する硬軟組織が長期的に安定させることが危惧されるような場合、骨移植、GBR、GTRなどで植立する周辺や全顎の改善を図るが、治癒までの期間、咀嚼、審美、発語を確保する必要がある。また、治癒期間中の顎位の変位防止も考慮しておかなければならない。このような条件に対してRIDを用いると、手術部の保護、感染防止、咀嚼確保、不快感の解消、審美の欠落回避、顎位の維持ができる。

　また、観血処置ができない患者の欠損部を補綴により咀嚼、審美を再修復しなければならない場合や、いわゆる伝統的な可撤性義歯、力学的に適応が疑われるロングスパンブリッジで妥協的に回復をしなければならない場合に、このシステムを適応して危険の回避ができる。

　RIDはこれら困難な治療もカバーできることから、術者、患者ともに容認できる終末的な修復治療法として採用できる。

08 口腔粘膜上皮からみた RID の利点

口腔粘膜上皮の構造と機能

　口腔粘膜上皮の大半は、角化あるいは非角化性の重層扁平上皮からなっており、これらは下層から基底細胞層、有棘細胞層、顆粒細胞層、角質層で構成される。

　重層扁平上皮細胞は口腔の外部環境と内部環境を分ける物理的なバリヤーとして機能するだけでなく、ディフェンシンなどの抗菌ペプチドを産生することにより、細菌に対する防御機能も担っている。口腔粘膜上皮のうち、角化している付着歯肉、硬口蓋部などは咀嚼による直接固形食物の接触により圧を受ける（咀嚼粘膜）。非角化部の歯槽粘膜、口腔底、舌下部、頰粘膜などは柔軟で伸縮性があり、咀嚼されて唾液と混ざった食物が接触する（被覆粘膜）。

　口腔粘膜上皮には重層扁平上皮の細胞以外に、メラニン色素を産生するメラニン産生細胞、免疫機構で抗原提示細胞としての役割を担うランゲルハンス細胞、触感覚機能に関与するメルケル細胞などが存在している。

　とくにメルケル細胞は基底層付近に多く存在し、口腔内での触感覚において重要な働きをしていると考えられている。われわれが食物を咀嚼し、それを味わうには味覚や嗅覚のみならず、口腔粘膜での触感覚も重要なファクターである。口腔粘膜を広く義歯床で覆ってしまうことは、これらの繊細な生体機能を阻害してしまう恐れがある。そのため、義歯製作の際はできるだけ口腔粘膜上皮の機能を優先させる方法がよい。

　これらの生物学的な観点から考慮しても、RID の口腔粘膜上皮の被覆面積は、支台歯周囲歯肉および顎堤粘膜のごくわずかな部分に限局されるため、口腔粘膜上皮本来の機能を妨げない補綴システムであると考えられる。

支台歯周囲の歯周組織

　RID の支台歯にはこれを支持する歯周組織が存在する。歯周組織は歯肉、歯根膜、セメント質、固有歯槽骨から構成されているが、ここでは RID に関して重要となる歯肉結合組織と歯根膜について述べる。

　RID と直に接する歯肉は、上述の口腔粘膜上皮（歯肉上皮）とこれに被覆された歯肉結合組織からなる。歯肉結合組織の多くはコラーゲン線維を含み、ほかに線維芽細胞を多く占める細胞成分（マクロファージ、肥満細胞など）、毛細血管やリンパ管、神経線維および線維以外の細胞外基質成分からなる。

　部分床義歯の鉤歯周囲歯肉が浮腫状に変化して仮性ポケットを生じ、プラークの

停滞をきたすことは臨床でよく経験することである。これは義歯床の沈下により床下粘膜の組織液が義歯床で被覆されていない鉤歯周囲歯肉へ移動するために起こると考えられる。

　RIDでは支台歯周囲は顎堤頂部を被覆する床部分から連続しており、部分床義歯の鉤歯に見られるような隙間がほとんどないため、支台歯周囲歯肉の仮性ポケットが生じにくく、結果として支台歯のメインテナンスも容易となると考える。

　歯根膜は歯根表面のセメント質と歯槽骨の間に介在し、脈管系や神経を含んだ密な結合組織で、主にコラーゲン線維から構成される。その幅は分布位置や歯種、年齢などによって異なるが、およそ200〜300μmとされる。

　歯根膜の機能は、歯を歯槽骨と結合させる支持・固定のみならず、咬合圧の緩衝、セメント質や歯肉への血管を介した栄養供給および痛覚、触・圧覚などの感覚装置としての機能も有している。痛覚を受容するのは歯根膜内の自由神経終末であり、触・圧覚を受容するのは歯根膜ルフィニ神経終末などの機械受容器である。とくに咬合・咀嚼という観点からみた場合、支台歯歯根膜の触・圧覚は、日常の摂食行動における「食感」や「噛みごたえ」といった食事をする上で重要な機能である。

　食べ物を味わうことは、味覚・嗅覚・視覚・聴覚に加えて、このような歯根膜や口腔粘膜上皮全体での触・圧覚を総動員して楽しむことである。「ものを食べる」という点においても、RIDでは荷重力を主に感覚受容器としての歯根膜を有する支台歯に求め、かつ前述のように口腔粘膜上皮の機能を可及的に妨げないシステムであるため、患者のQOL向上にも大きく寄与する。

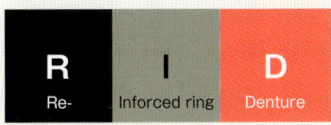

CHAPTER 2
リインフォースド・リング・デンチャー(RID)の臨床応用

Case01　インプラント非適応症の可撤性補綴装置に快適性を求める症例
Case02　咬合崩壊した顎位を回復、維持させた症例
Case03　永続性のない残存歯と歯列に対応した症例
Case04　欠損部への審美的要素を取り入れた修復症例
Case05　残存歯の妥協的保存を図る必要がある症例への対応
Case06　再修復が容易な機構を内在させる症例
Case07　外科的侵襲が禁忌の有病患者への効果的修復症例
Case08　外科的侵襲直後の患者の機能、審美維持への応用症例
Case09　機能を失ったインプラントをフォローする応用症例
Case10　可撤性義歯の沈下防止のためにインプラントを応用した症例での活用
Case11　社会的要求度を満たせない患者への応用症例
Case12　骨造成後、回復までの審美、機能維持を目的とした応用症例

Case 01
インプラント非適応症の可撤性補綴装置に快適性を求める症例

　可撤性義歯の咬合圧をサポートする主体は、粘膜負担と歯根膜であり、欠損が広範囲になると当然、粘膜歯槽骨負担にならざるを得ない。そのために義歯は沈下し、義歯の維持装置の支台である残存歯は過大な荷重や横揺れの力が加わり、早期にその歯牙は喪失することになる。維持装置はインターナルとエクスターナル・アタッチメントがある。また、リテーナーはパーシャルデンチャーに直接維持を与えるダイレクト・リテーナーと遊離端後方の持ち上がりを防ぐインダイレクト・リテーナーがあるが、床を安定させる機序はサポート、ブレーシング、リテンションが主となる。
　これらはコネクターで連結された複雑な装置で、支台歯に維持されて機能を発揮する。しかし、スマイルライン内にこれらの装置があると審美性を阻害し、患者が可撤性義歯を拒否する原因の一つにもなる。
　また、義歯の床外形は、粘膜組織の性状とパーシャルデンチャーのデザインによってさまざまな形態になるが、咬合圧と顎運動が判明した後にカスタムトレーを作成して、咬合圧を受ける粘膜面と維持装置の支台歯が印象される。義歯の安定を得るためには、非可動性粘膜面の範囲内で可能な限り、大きな床外形をとるのが一般的である。
　パーシャルデンチャーは、審美より機能を優先するため、不快感や非審美的な問題は妥協しなければならない。また、パーシャルデンチャーを安定、固定する支台歯は過荷重になりやすい。そのため、支台歯が早期に失われることが多く、パーシャルデンチャーの安定、固定が困難になり、修正や再製を余儀なくされる。
　これらのパーシャルデンチャーの劣性を解消した装置がRIDである。残存歯にリングを採用することでリテーナーが人工歯と床に覆われ、義歯の咬合圧をうける機序は歯牙と骨が主体となるので、床外形も人工歯を床部分に固着、維持するだけの面積で十分になる。そのことでRIDの外形は小さくなり不快感が軽減される。
　人工歯排列に関しては、骨頂部で支台歯と平行に排列するが、対合歯によっても排列位置が違うので最終的にはデンチャーの上下、左右の動揺が起こらないように、機能咬頭が相対する歯牙の窩に咬み込み、頰舌径を狭くして側方応力を避けるような形態とする。そのことで快適性が得られるのがこのシステムである。

CHAPTER2　リインフォースド・リング・デンチャー（RID）の臨床応用

Case01　インプラント非適応症の可撤性補綴装置に快適性を求める症例

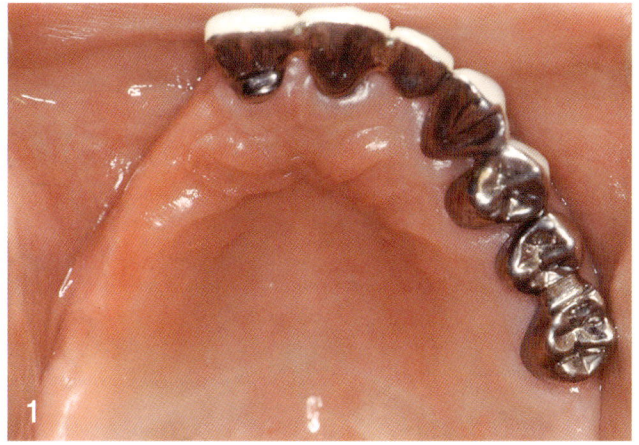
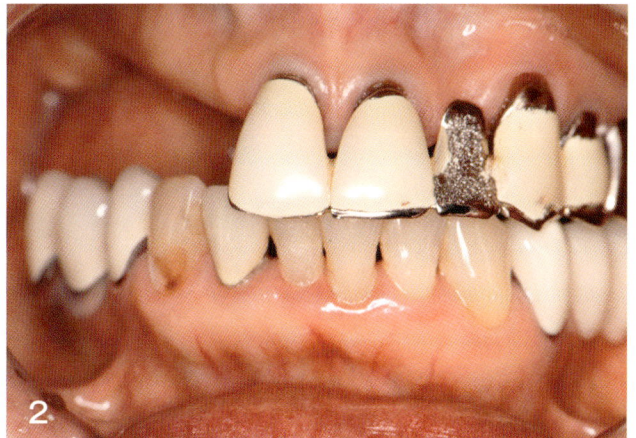
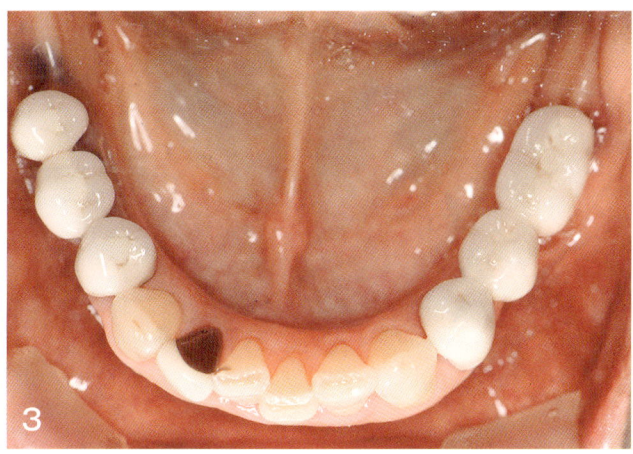

図1〜3　上顎可撤性義歯のクラスプ鉤歯が脱落し、装着ができなくなった。残存全歯牙がスプリントで固定されているが、動揺がある。

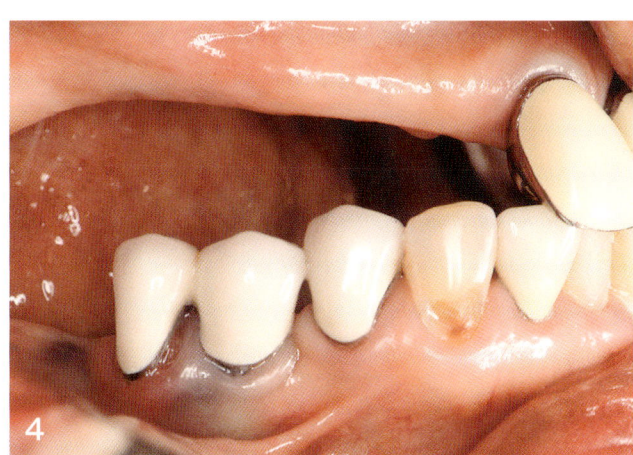
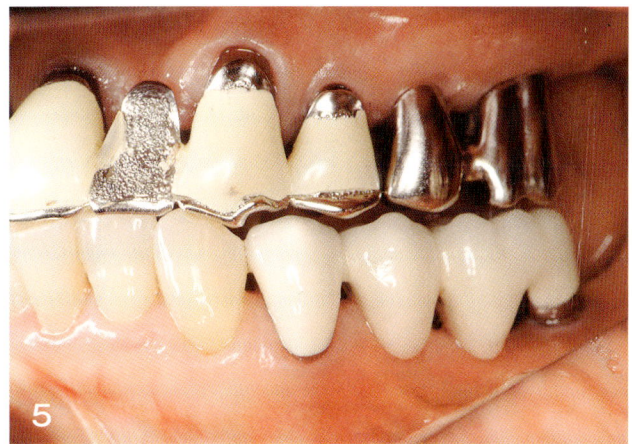

図4, 5　上顎右側は長期の欠損で、エックス線検査でみると、上顎洞底が近遠心的に大きく近接している。

当症例はRIDを適応する妥当性と他の補綴方法との比較を詳細に検討した。このことでRIDの妥当性が理解できる。

19

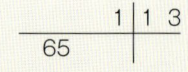

表1　患者のベーシックデータ

A. 歯牙と歯列		B. 歯周組織	
a) 現在歯	1｜123456　　 654321｜123456	a) プロービングの深さ： 　　4.0mm以上 　　最深部ポケット	1｜1　3 65　｜
b) 不良補綴物	1｜123456 　654｜34		
c) う蝕歯	1｜1　3456 　31｜4	出血部位：口腔内全体	
d) 要根管治療歯	｜1 　　　｜5	b) 根分岐部病変：　Ⅰ級	0｜ 　　　｜
e) 欠損歯	765432｜2　　7 　　　7｜　67	Ⅱ級	0｜ 　　　｜
f) 位置異常歯	1｜1	Ⅲ級	0｜ 　　　｜
g) 動揺歯　Ⅰ級	｜56 　　65｜4	c) その他	
Ⅱ級	1｜1234	C. 咬合	
Ⅲ級		a) ガイド歯　右側 21｜ 　　　　　　　　　　 21｜　左側 ｜23456 　　　　　　　　　　　　　　　　　　｜23456	
h) 保存不可歯	｜ 　　　6｜	前方 1｜1 　　　　　　　 21｜12	
i) その他		b) 早期接触部位	
		c) 顎関節の異常：なし	
		d) その他	

表2　プロブレムリスト

- 上顎右側欠損での審美、咀嚼などの機能不全
- 上顎残存全歯牙のスプリント修復体の動揺
- スプリント修復体の摩耗、劣化、歯頸部歯質脱灰
- 残存歯部の臼歯離開咬合の消失、咬合平面の不一致
- 下顎犬歯の摩耗と下顎前歯部の摩耗
- 咬合高径の低下にともなう前歯部フレアーアウト
- 上顎右側欠損部頬側の極度の吸収と上顎洞の接近
- 歯槽頂間線の外側傾斜、前歯正中と顔面正中の不一致
- 下顎全歯牙の摩耗、劣化
- 骨質の脆弱と骨量の不足

CHAPTER2 リインフォースド・リング・デンチャー（RID）の臨床応用

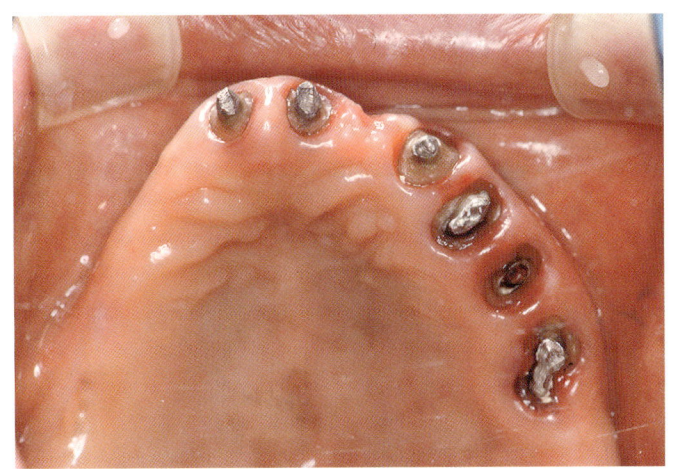

図6 永続性の疑わしい残存歯に内冠を装着してRIDの安定を図る。

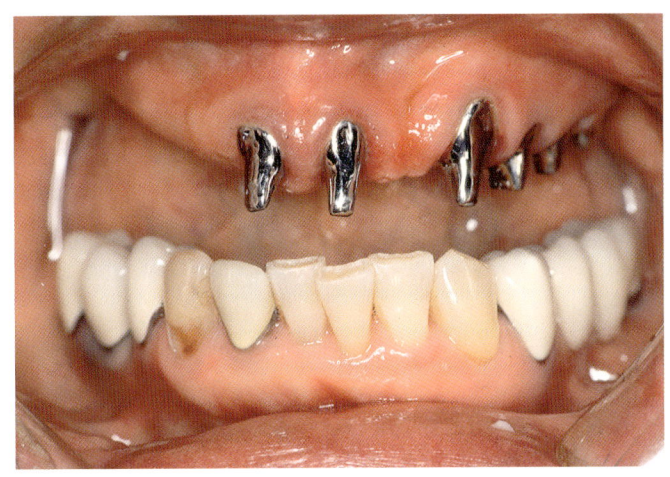

図7 RIDに十分な維持力を発揮させるため、内冠の長径を長くとる。

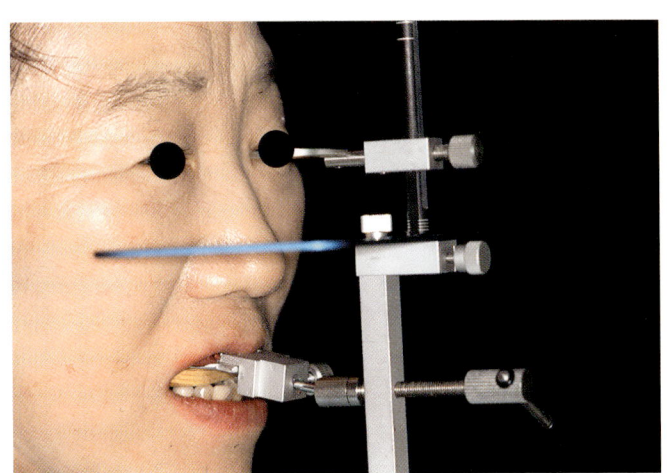

図8 審美・機能をRIDに再現する基準をフェースアナライザーを使用して採得する。

21

表3 治療選択肢とその優性、劣性

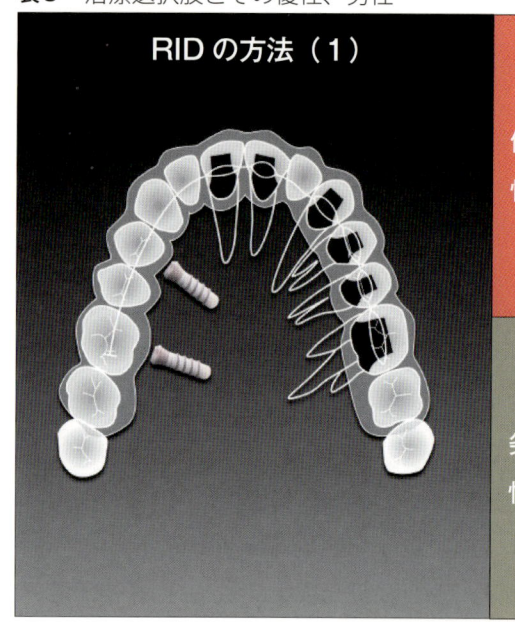

	RIDの方法（1）
優性	・脆弱残存歯の保存 ・予知性のない歯牙の発病時の容易なフォロー ・審美的、機能的回復の容易性 ・再修復治療の容易性 ・顎位の維持、咬合の安定、アンテリア・ガイダンスの付与での治療咬合の確立 ・デンチャーの沈下防止
劣性	・上顎洞の近接でインプラントの非適応症 ・脆弱残存歯喪失時の対応 ・追加インプラント費用の拒否 ・RIDの安定度不足 ・心理的コンプレックス ・頻度の高い定期的診査の必要性

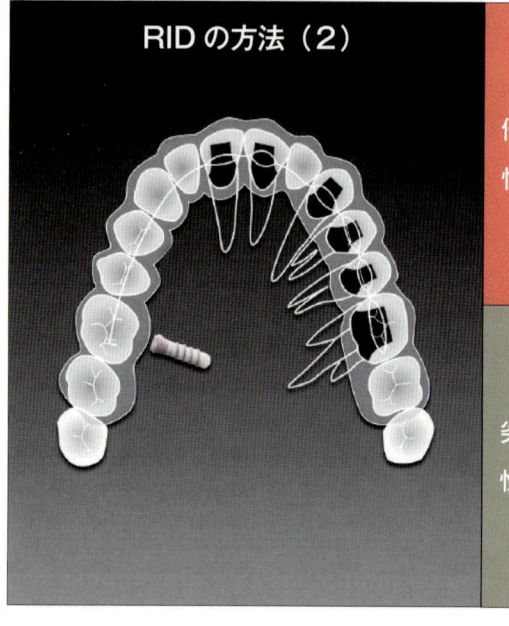

	RIDの方法（2）
優性	・インプラント費用の軽減 ・顎位、機能、アンテリア・ガイダンス、咬合様式の確立 ・MIでの回復治療の可能性
劣性	・脆弱残存歯喪失時の対応 ・追加インプラント費用の拒否 ・RIDの安定度不足 ・心理的コンプレックス ・頻度の高い定期的診査の必要性 ・左側咬合支持域の過荷重

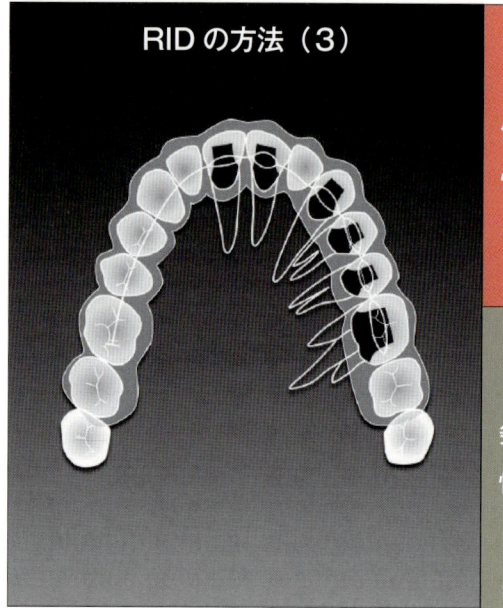

	RIDの方法（3）
優性	・脆弱残存歯の保存 ・審美的回復、機能の再現 ・適切な費用 ・心理的優位性 ・MIでの処置の優位性 ・再修復治療の容易性
劣性	・顎位の維持不可、咬合様式の制限 ・アンテリア・ガイダンスと離開咬合再現の困難性 ・RIDの破損危険 ・リライニングの煩雑性 ・過重支持域の硬軟組織へのダメージ

CHAPTER2 リインフォースド・リング・デンチャー（RID）の臨床応用

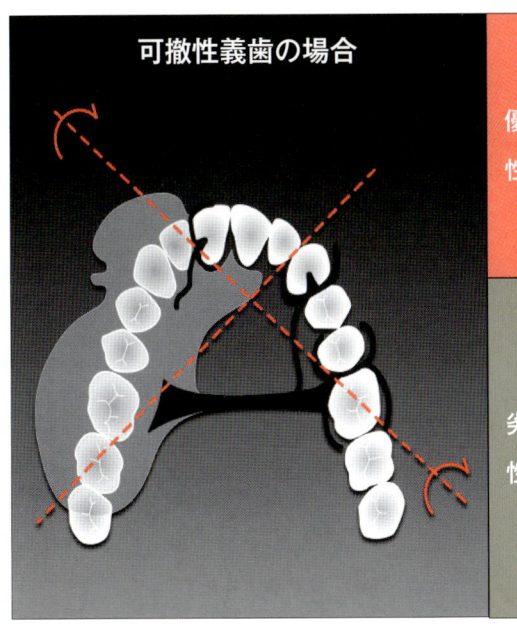

	可撤性義歯の場合
優性	・再修復治療の優位性 ・修復術の容易性 ・安全度の高い処置 ・費用の利便性 ・保険診療の適応 ・清掃性の容易 ・疾病再発時の付加的容易性
劣性	・審美、維持の付与の困難性、発語時の違和感 ・顎位の維持不可 ・アンテリア・ガイダンス確立の困難性 ・付与する咬合様式の制限 ・デプレスによる周縁軟組織へのダメージ ・義歯の不安定、固定性の疑問 ・リテーナー保持歯への負担 ・装置の脆弱性 ・鉤間線回転軸

	インプラントを用いた場合
優性	・審美、機能回復 ・顎位の維持 ・永続性獲得 ・アンテリア・ガイダンス回復 ・臼歯離開咬合 ・患者ニーズの充足 ・健康観
劣性	・熟達した術式の要求度 ・埋入インプラントの選択肢 ・多額の費用 ・治療期間までの咀嚼、審美への対処 ・付加的手術の必要性への配慮 ・メインテナビリティーの煩雑 ・残存歯牙、器官の発病時へのフォロー ・追加インプラントの必要度 ・対合歯保存への配慮 ・合併症症候時の再修復治療

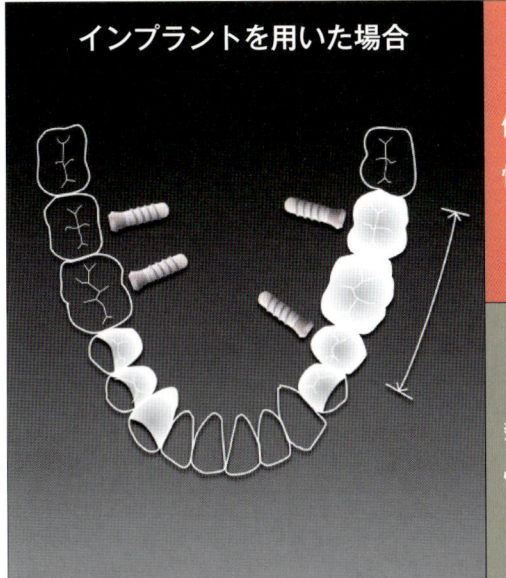

	インプラントを用いた場合
優性	・顎位の強固な維持 ・咬合の安定固定の獲得 ・機能、審美、快適性の増大 ・残存歯への加荷重の回避 ・規則性のある歯列構成の復元
劣性	・外科的侵襲 ・高額費用 ・サポート周縁骨、軟組織の健康の持続への配慮 ・咀嚼、咬合力増大での対合歯への影響

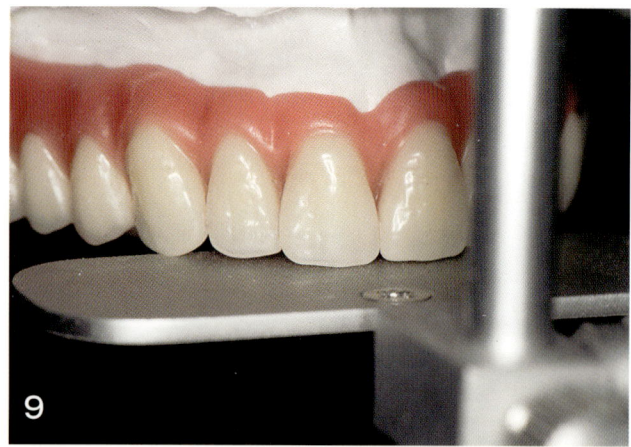

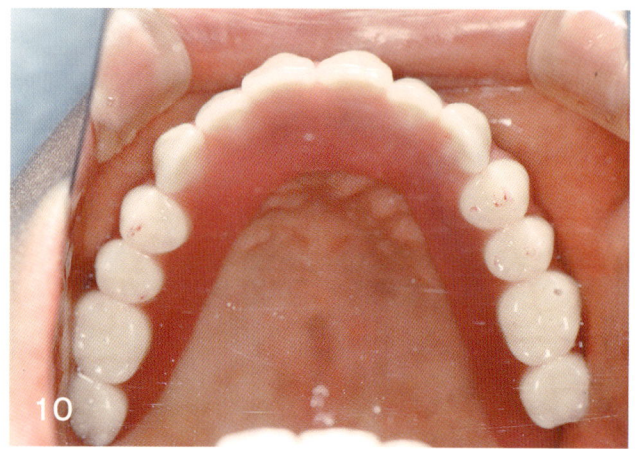

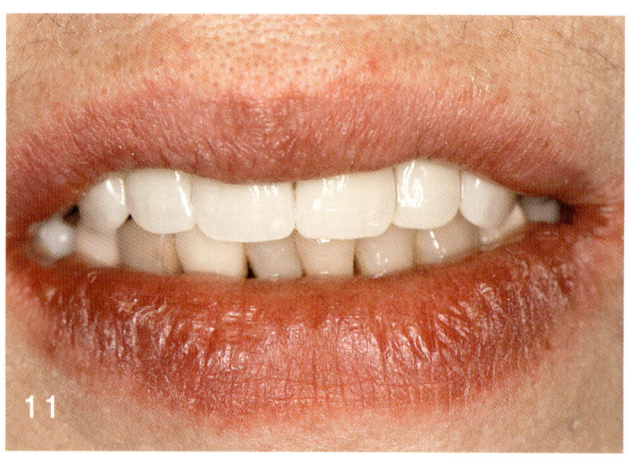

図9〜11 審美・機能を再現する情報がインプットされたフェースアナライザーを、技工士が咬合器に移し、完成したRID。

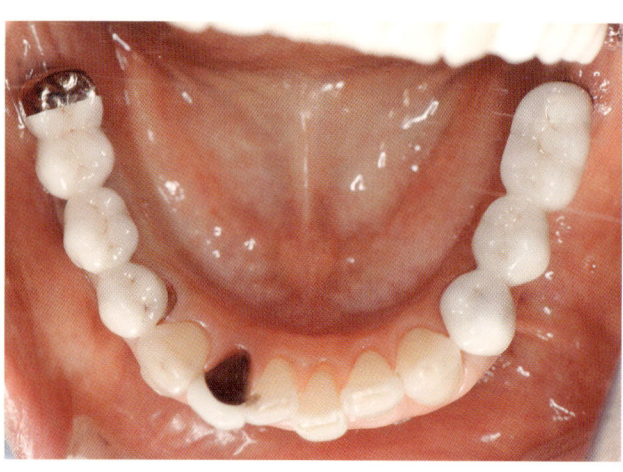

図12 対合歯は臼歯部にインプラントを適応して、RIDの力学的要求を図る。

Case 02
咬合崩壊した顎位を回復、維持させた症例

　咬合崩壊が進行している症例の大部分は顎位が変化し、咬合高径が失われているために初期治療と同時に適正な顎位を求める処置が必要になる。
　とくに遊離端欠損症例では咬合高径の減少、咬合平面の乱れ、歯牙の位置移動、対合歯の挺出があり、欠損部の治療を行う前にこれらの病態を改善することが求められる。
　これらの処置により正常な顎位などが決まると、最終の修復物を作成するために、改善された状態や情報をできるだけ正確に技工担当者に伝達する必要がある。生体整合性のある顎位から次の治療や技工物製作の過程が決まると、適正位置が復元・維持されることになるが、そのためには RID の装置を使うと達成が容易になる。RID を装着するには残存歯に維持を求めなければならず、内冠を作成して、その周囲にリインフォースド・リングを固定する。
　この場合、咬合力による後方の遊離端部分の装置の破損を防ぐために、RID の連結バーを床の中に組み込む。このことで RID のサポート様式は歯牙〜歯槽骨支持になるので、義歯の沈下が回避され、回復した咬合高径が維持されることになる。

Case02　咬合崩壊した顎位を回復、維持させた症例

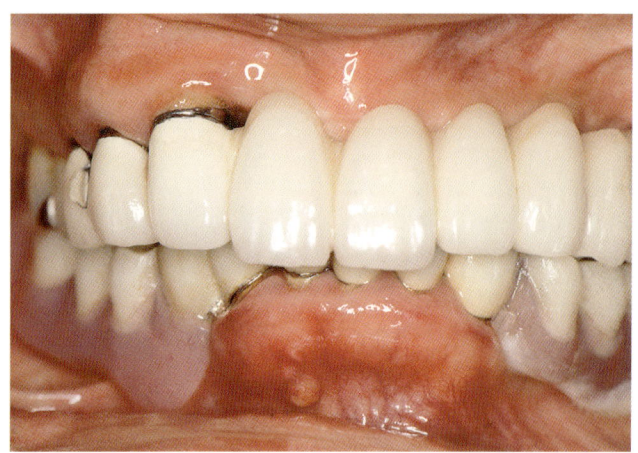

図1　咬合高径が減少し、前歯部被蓋が深くなり、残存歯の維持に疑問がある。

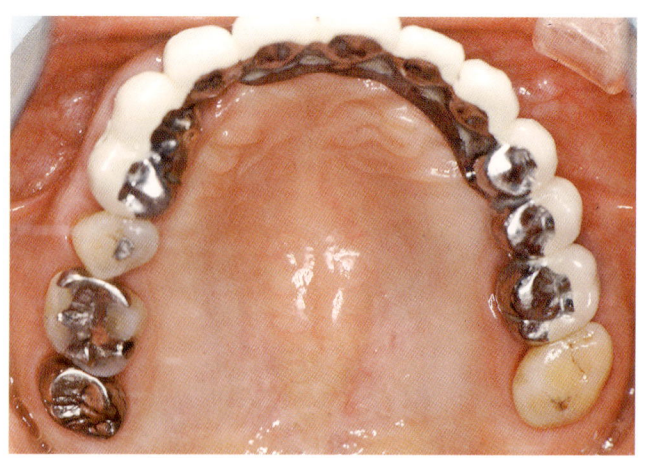

図2　上顎右側小臼歯、犬歯、左側大臼歯支台のロングスパンブリッジによる修復で支台歯に動揺がある。

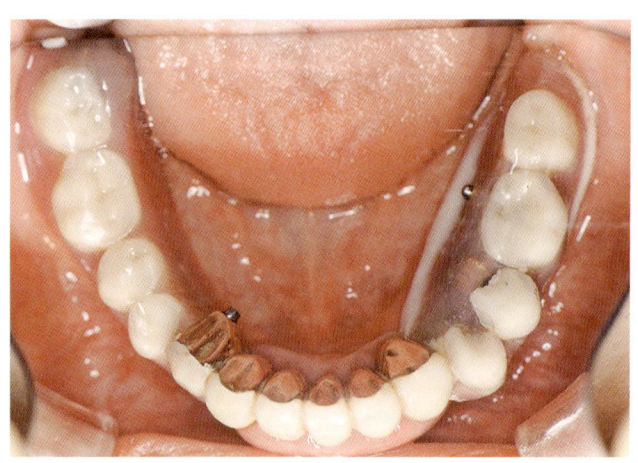

図3　咬合圧で沈下した下顎遊離端可撤性義歯で極度の顎骨吸収がある。

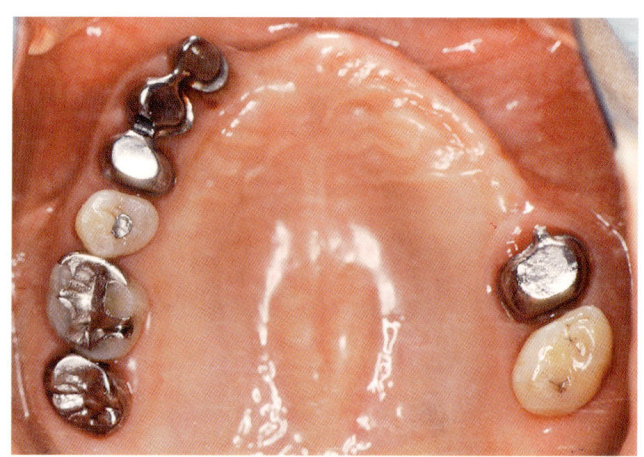

図4　高度循環器障害で外科的介入が無理なため、残存歯を妥協的に保存して修復を図る。

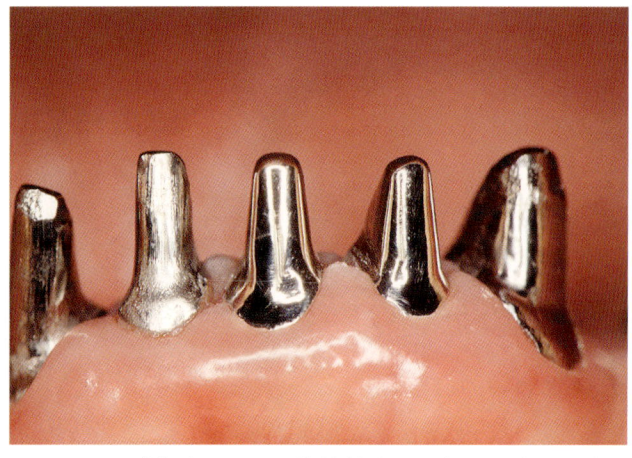

図5　下顎残存歯にRIDの維持機能を付与した内冠を装着する。

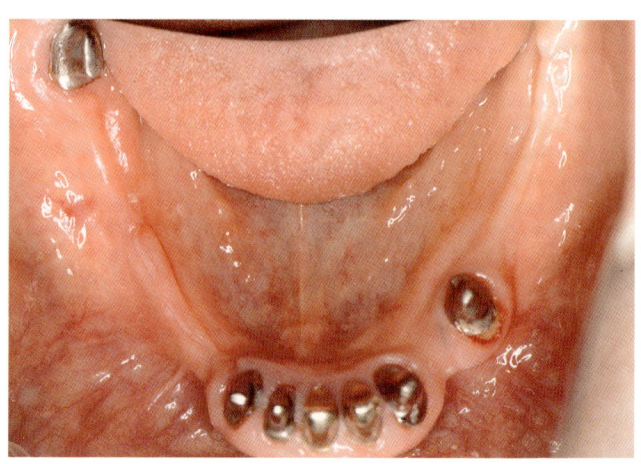

図6　残存歯がRIDの維持固定の条件を満たした。

CHAPTER2 リインフォースド・リング・デンチャー（RID）の臨床応用

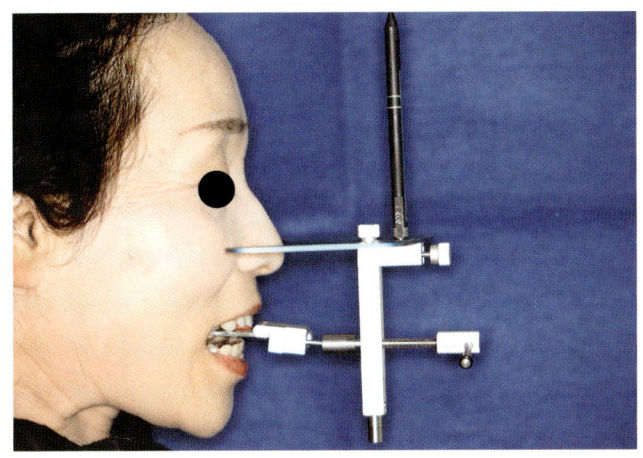

図7　上顎前歯切縁の位置と審美要素を再現するためにフェースアナライザーを使用。

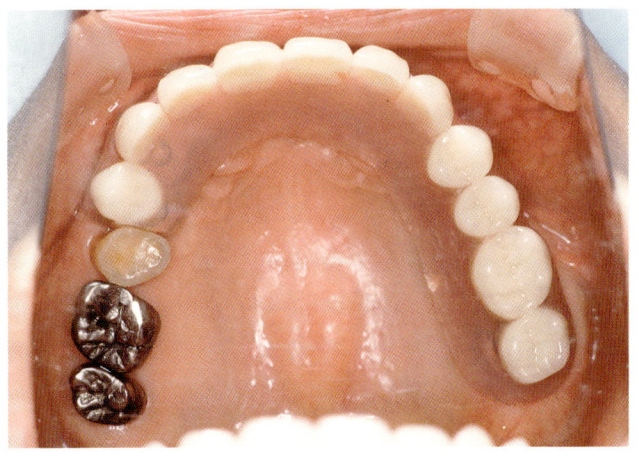

図8　同装着時の口腔内でクラスプ、コネクターがなく、床の小さいRID。

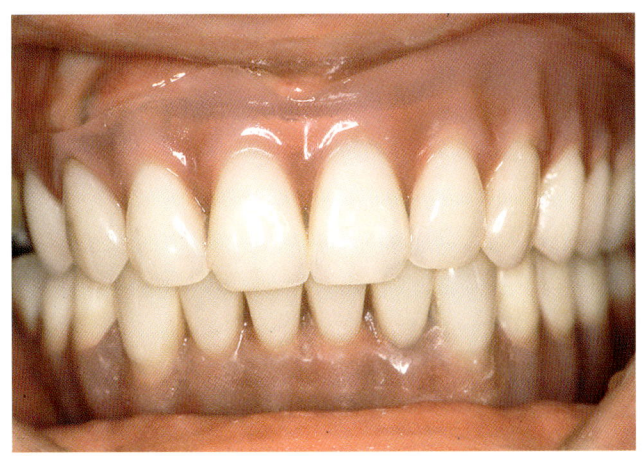

図9　咬合高径、咬合崩壊、審美障害の回復治療終了の図。

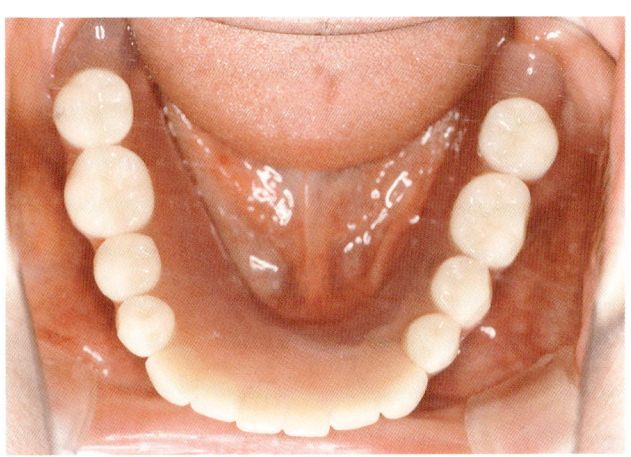

図10　床が小さくても、固定が完全に得られる。

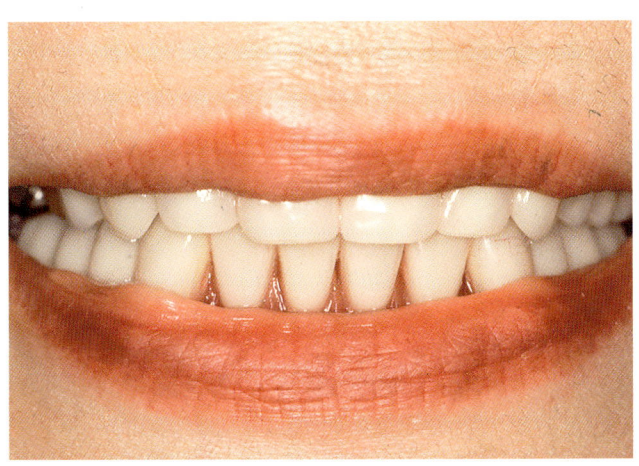

図11　フェースアナライザーから算出された前歯の位置関係を示す。

Case 03
永続性のない残存歯と歯列に対応した症例

　永続性のない歯牙や保存に懸念のある歯牙を、治療戦略的に抜歯することで、周囲硬軟組織の保全と口腔環境の改善がなされる。

　しかし、その反面、歯牙喪失で機能や審美を失ってしまうことになり、それを避けるために、治療用暫間可撤性義歯を使用することがある。患者に不便さや不快さを与えやすいので、妥協的にある期間、歯牙を残して一時的に保持力を求めることで、ある程度の暫間義歯の固定が保てる。それらの歯牙は早晩抜歯をすることになるが、RIDを適応することで、欠損が生じても欠損部の修理、添加が容易にできる。

　しかも患者はすでに治療用装置として治療期間中にRIDを装着し、使用しているため、以後この装置に添加や床外形を拡大して保持力を補強しても、患者に違和感を感じさせずに機能を発揮させる利点がある。

Case03　永続性のない残存歯と歯列に対応した症例

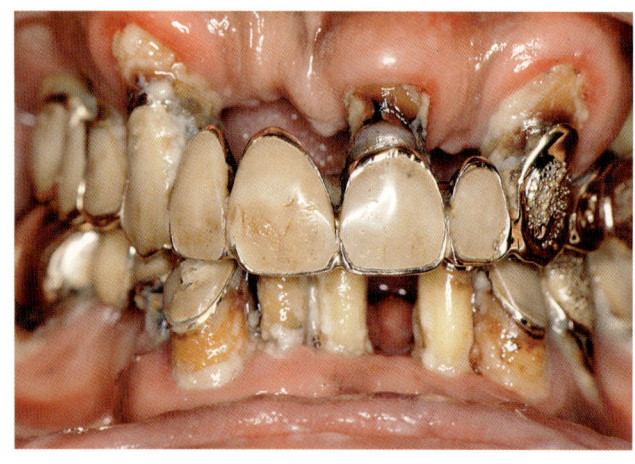

図1　中高年代で固定性修復を希望する口腔観。

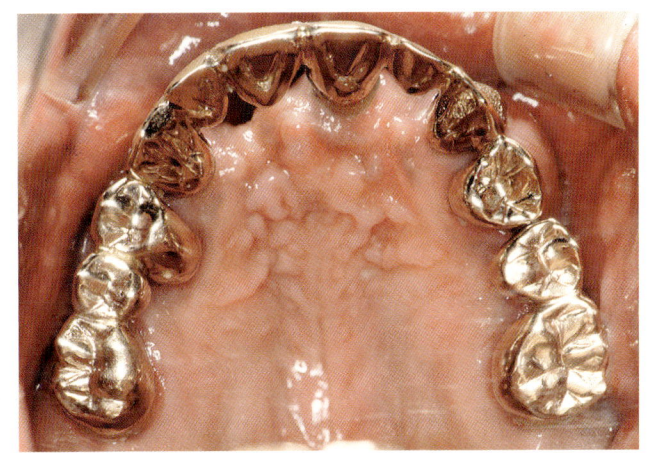

図2 上顎はフルスプリントのため、極度の動揺はないが、エックス線検査でみると、支台歯を支持する骨がない。

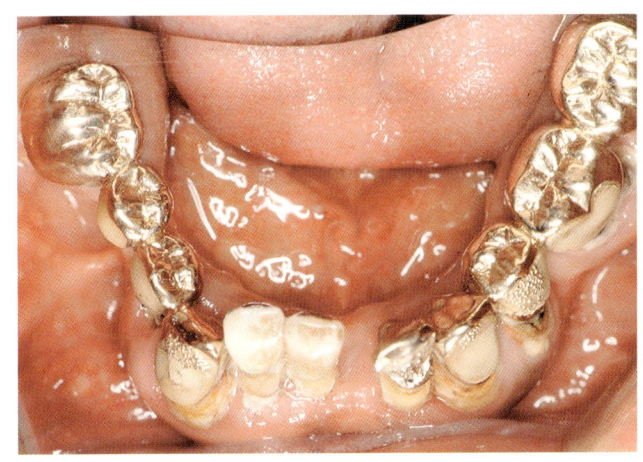

図3 中間歯欠損の残存歯は動揺があり、歯列の不一致、咬合平面の乱れがある。

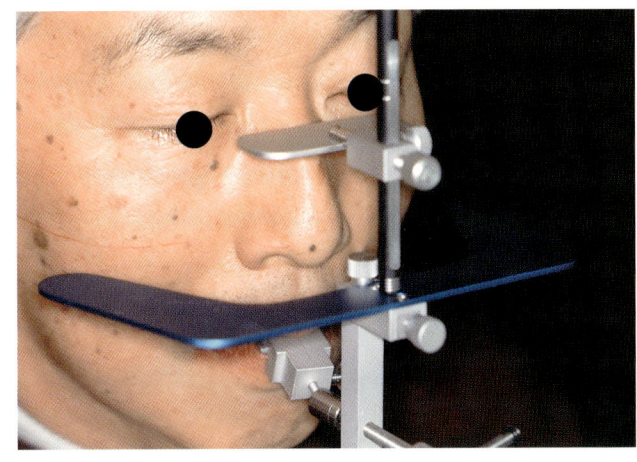

図4 歯槽骨の不規則を修正し、正常な基準値を求めるためにフェースアナライザーを使用。

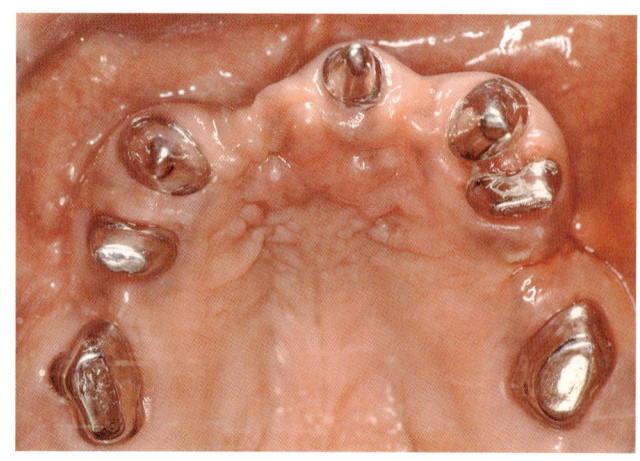

図5 患者の希求で総義歯への移行型として、残存歯に義歯の固定と安定を組み込んだ内冠を装着する。

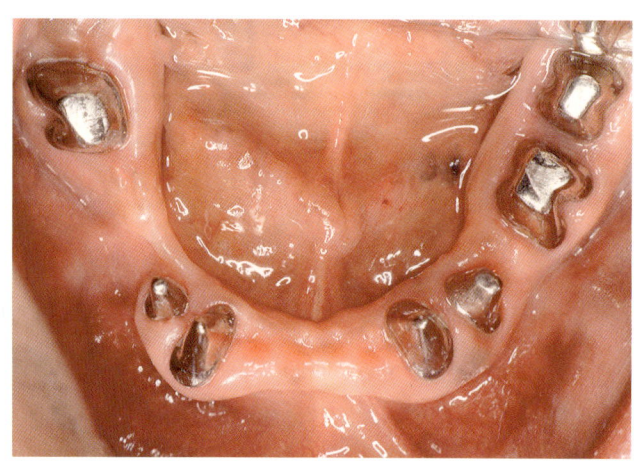

図6 図5と同様な処置を下顎にも適応する。

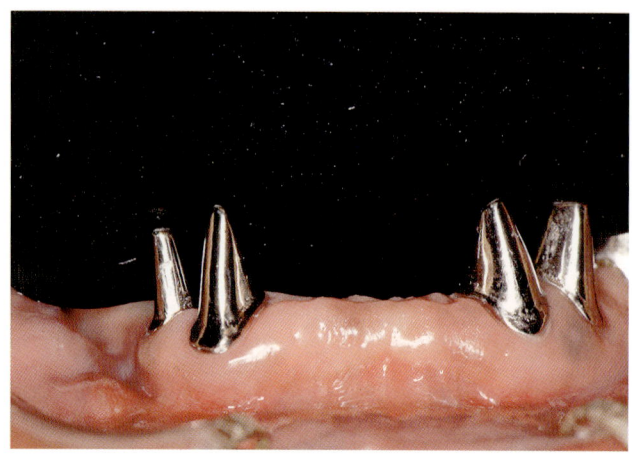

図7 患者の要望を満たす着脱の抵抗形態を付与した内冠。

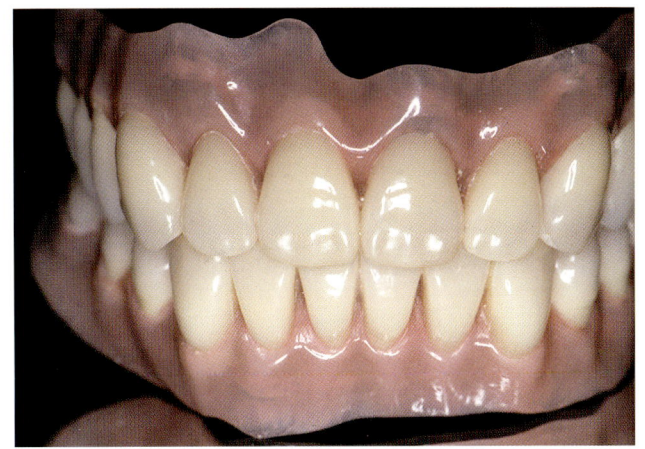

図8　患者、術者の共通理念を取り入れたRID。

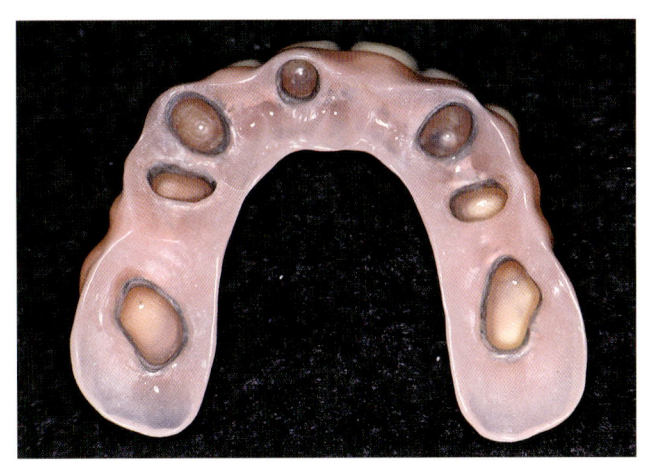

図9　永続性のない歯牙が失われた場合、容易な修理形態を備えている。

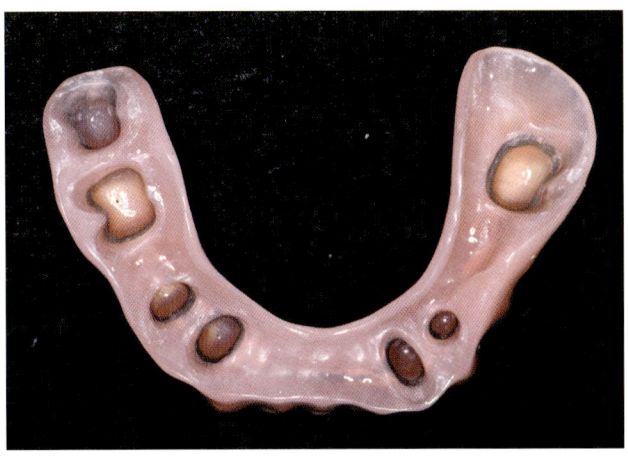

図10　図9同様機能のある下顎のRID。

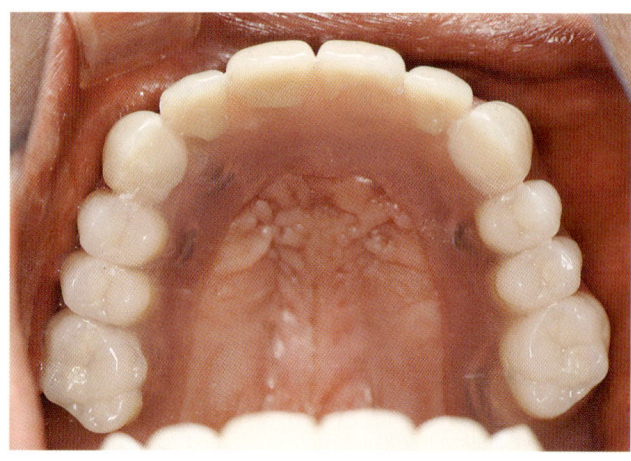

図 11 上顎の口蓋側は十分な維持力が付与されているために床は小さくてよい。

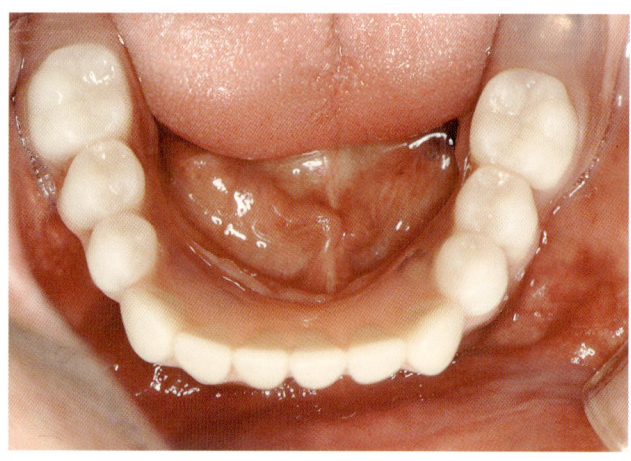

図 12 残存歯の存亡にかかわりなく、審美修理が可能。

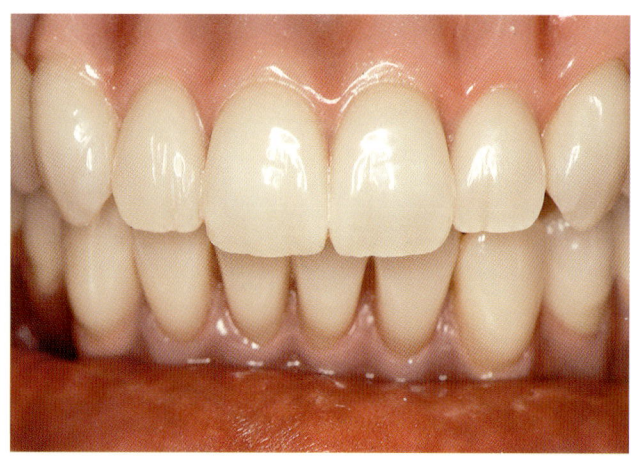

図 13 上下顎に RID を装着して機能と審美性を得る。

Case 04
欠損部への審美的要素を取り入れた修復症例

　可撤性義歯は構成成分の維持装置があり、それらは各々義歯床内に組み込まれて機能を発揮するが、しばしば審美性を損なう場合が多い。とくに前歯部にクラスプなどが設定されていると、患者の口もとの美しさをも損ないかねない。RIDはこれらの維持装置がすでに内部に組み込ませてあるので、審美的問題を起こすことは少ない。

Case04　欠損部への審美的要素を取り入れた修復症例

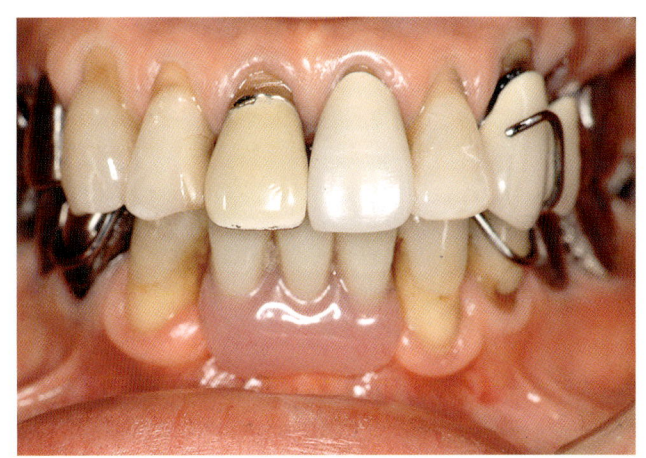

図1　残存の前歯部はクラスプ鉤歯以外、健全で保存可能であるが、咬合高径の支持域が保持されていない。

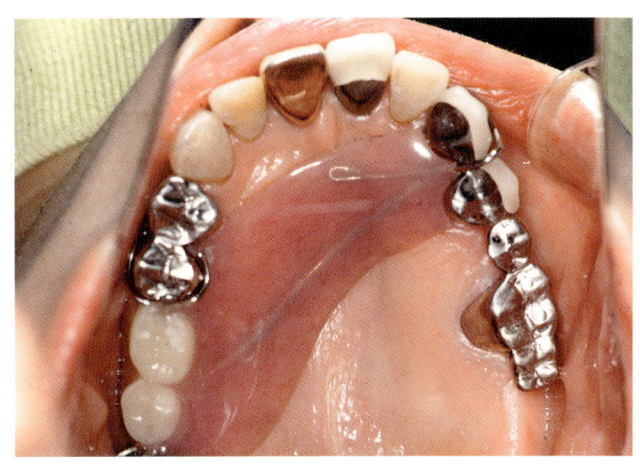

図2　可撤性義歯はレストがなく、機能時には沈下して周縁歯肉部に疼痛がある。

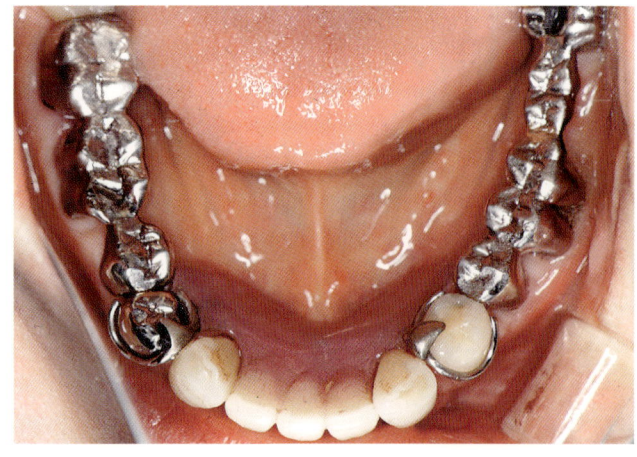

図3　下顎はブリッジで修復されているが、支台歯が動揺し永続性がない。

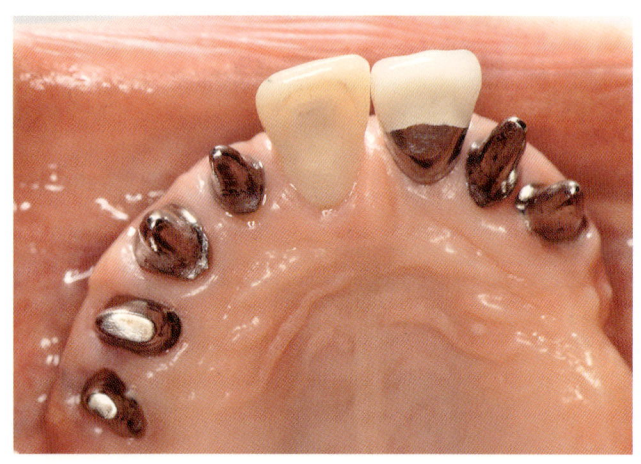

図4　中切歯を除き根管治療後に内冠を被覆してRIDの維持機能を付与する。

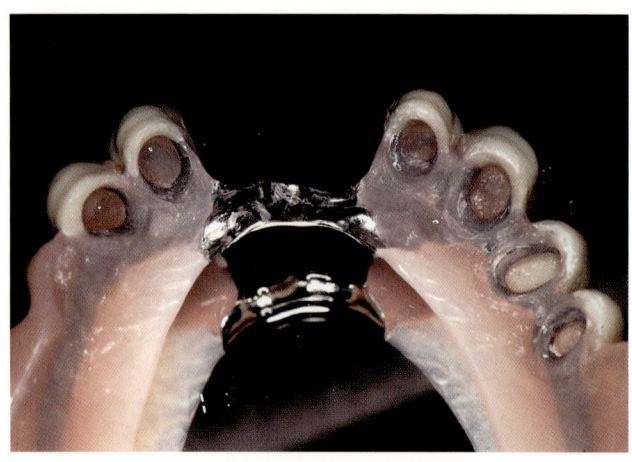

図5　残存歯の喪失を予測して、この装置を再製せず、欠損部の修復可能な形態を内蔵したRID。

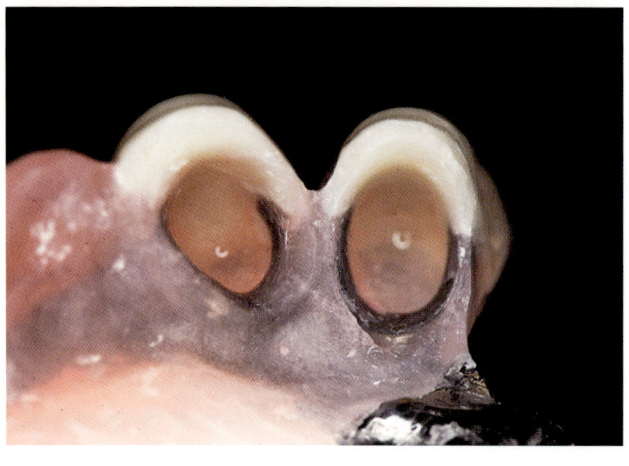

図6　RIDの特徴的な前歯部審美を得るための3/4のリングを示す。

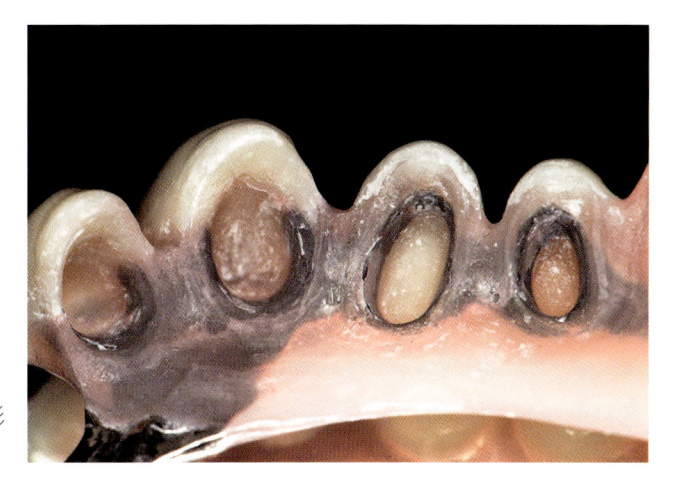

CHAPTER2 リインフォースド・リング・デンチャー（RID）の臨床応用

図7 RIDの特徴的な臼歯部の強固な維持形態を得るリングを小臼歯部で示す。

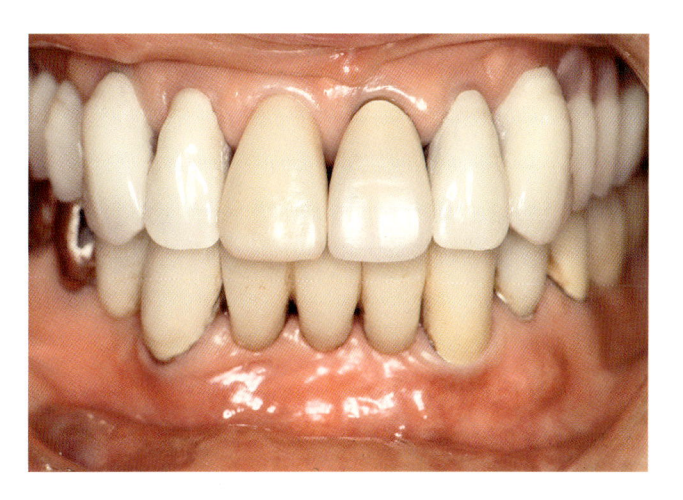

図8 装着時で審美と機能回復がされた。

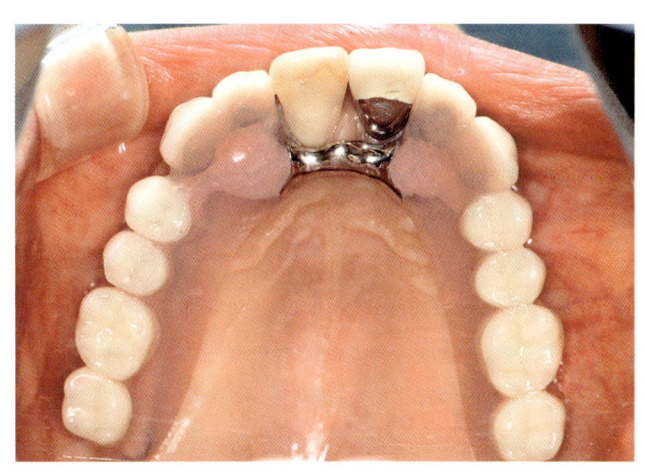

図9 上顎はリングによる維持で口蓋部の床が小さく、装着感がよい。

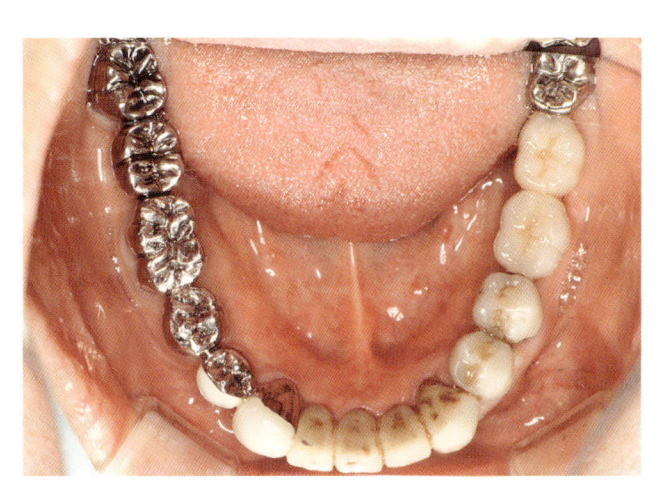

図10 修復処置後の下顎。

Case 05
残存歯の妥協的保存を図る必要がある症例への対応

　残存歯が全顎的に脆弱で動揺もあり、抜歯によって病態の改善を図る場合、一気に抜歯をして総義歯に移行すると、義歯の安定・固定が失われる場合がある。この方法は多くの患者が抵抗感を示すと同時に、患者に心理的なプレッシャーを与えることとなる。

　このような病態の場合、義歯の安定・固定のキーとなる歯牙だけを妥協的に保存して、内冠形態としてその歯牙を一次的に利用し、RIDの維持・固定にすることで患者の不満は解消される。

　そのためにそれらの歯牙を保存する時には残存歯牙を覆う内冠の高さは低くくし、円錐形を強調して側方圧を軽減する形態とすることが望ましい。

　しかし、妥協的治療であるから、患者の義歯に対する偏見がなくなる時期を見計らい、維持させた永続性のない歯牙を抜歯して、安定の失われた義歯の床外形を修正や延長して粘膜支持の維持に期待する方法がとれる。この方法なら、可撤性義歯に移行する準備期間ができて、患者も抵抗なく受け入れる利点もある。

Case05　残存歯の妥協的保存を図る必要がある症例への対応

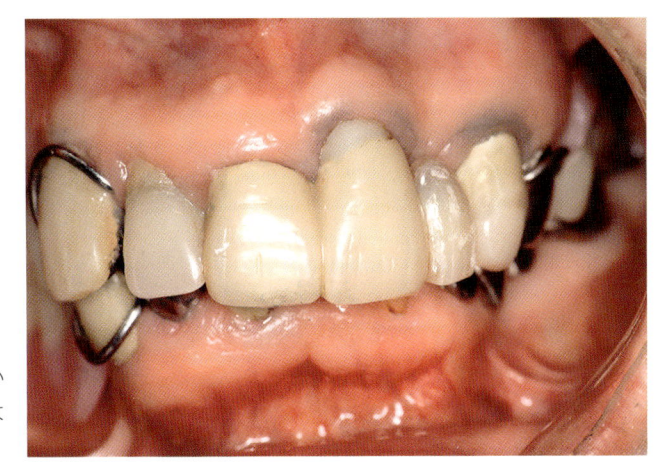

図1　修復治療を場当たり的に繰り返していると咬合高径が低下し、垂直被蓋が大きくなり、しかも下顎は右側に偏位している。

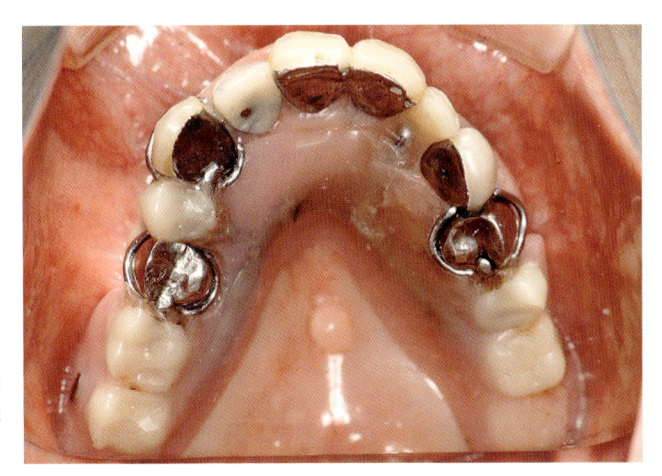

図2　義歯の人工歯や修復物の磨耗、義歯の維持装置の不備が見られ、顎位の安定固定が得られていない。

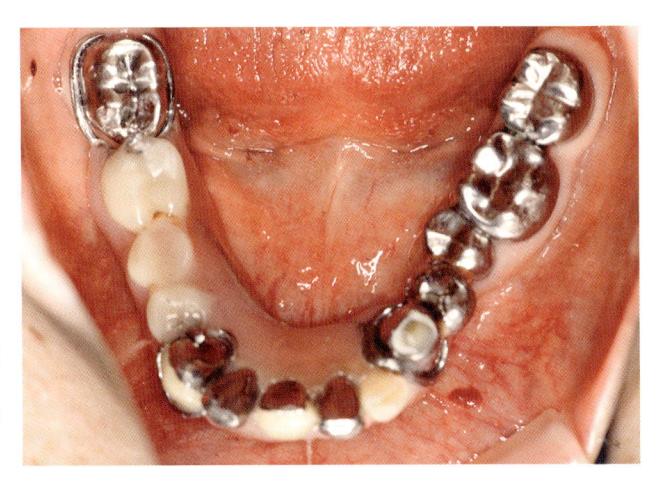

図3　歯列が左右非対称であり、とくに左右の犬歯の歯列位置の相違から、アンテリア・ガイダンスを確立するのが困難であることが予想される。

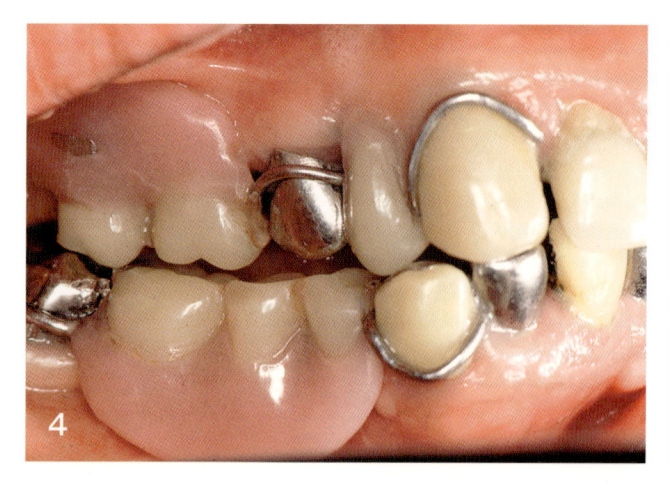

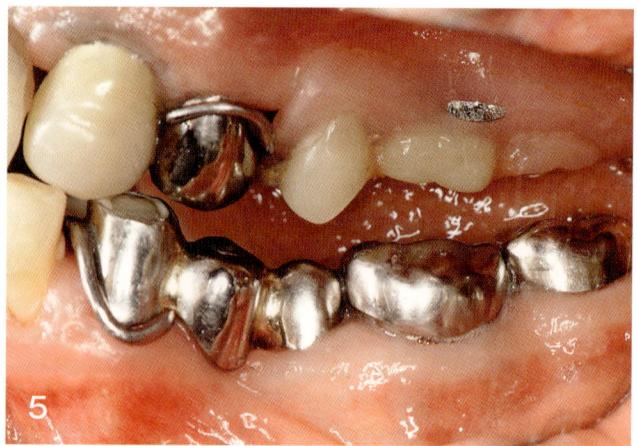

図4, 5　咬合平面の乱れとガイドの消失。

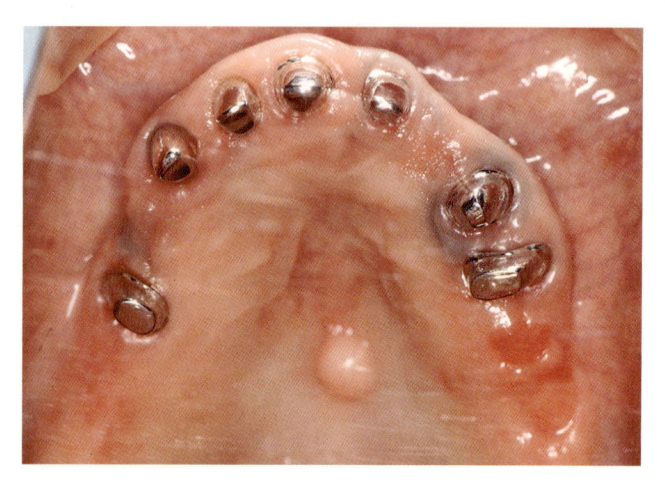

図6　残存歯に永続性はないが、妥協的にRIDの安定を求めて内冠を装着する。

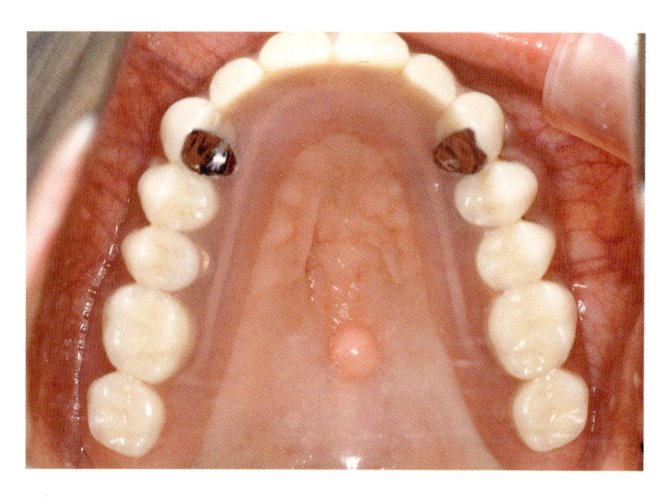

図7　床は小さいが、RIDの安定が十分に得られている（当症例はRIDの初期例で強度を増すために、補強線を入れた）。

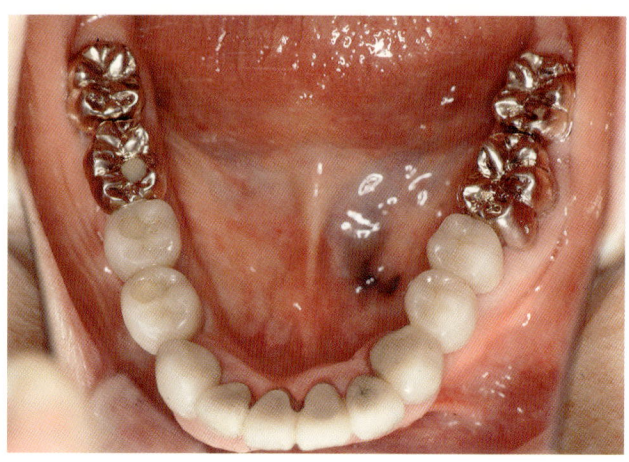

図8　下顎はインプラントを埋入して最大咬合支持域を改善した。

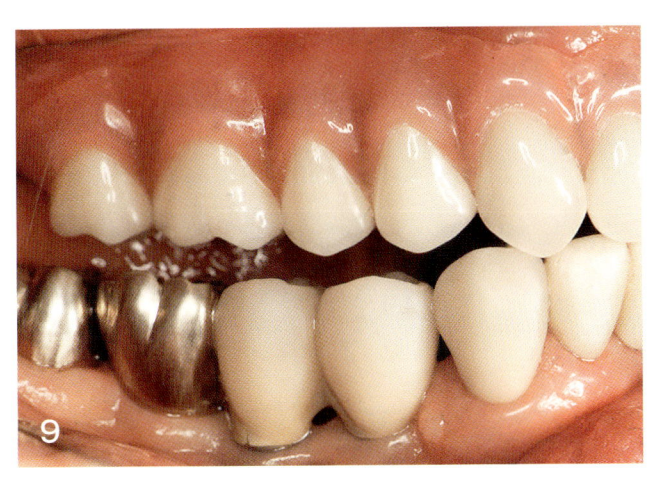

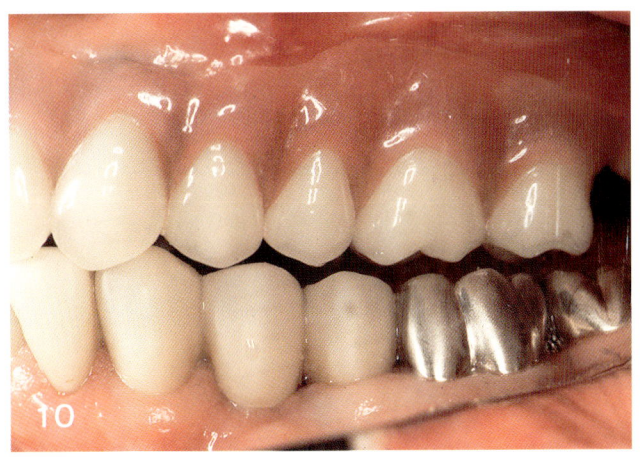

CHAPTER2　リインフォースド・リング・デンチャー（RID）の臨床応用

図 9,10　上下正中線の一致、左右対称な咬合平面を確立して、左右同程度に臼歯離開が得られた。

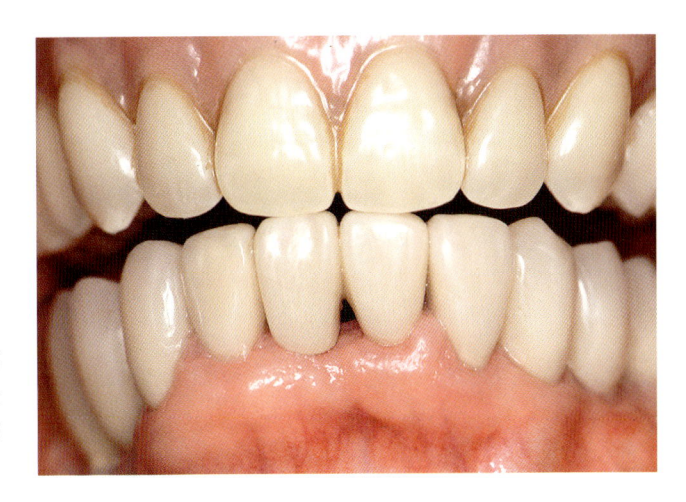

図 11　前方運動時の正中のずれがなくなり、側方運動時左右側相似な上下顎犬歯関係が確立され、顎運動も安定した。

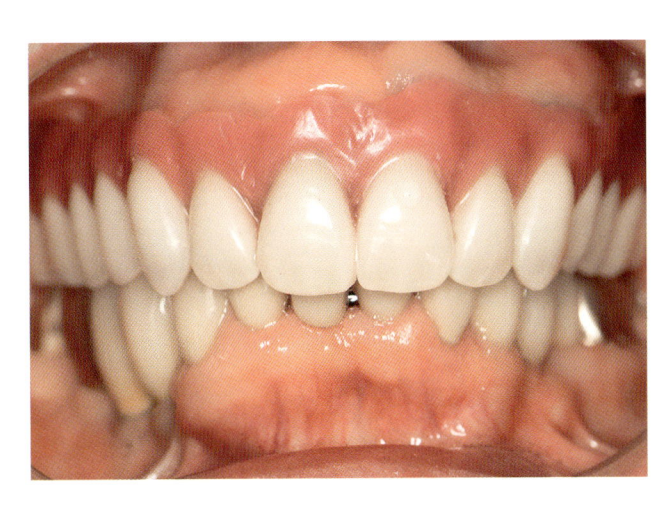

図 12　RIDシステムのwaxデンチャーのトライの状態。

Case 06
再修復が容易な機構を内在させる症例

　可撤性義歯の鉤歯が失われると、義歯の維持装置を他の残存歯に求めることになる。そうすると義歯に固着され鉤歯と連結していた維持装置も除去して、新たに鉤歯となる部位に維持装置を作成し固着する必要が生じる。

　このような場合、義歯を新製するか修理をすることになるが、修理をする場合に現在使用中の義歯に、新たに維持装置を添加する技工操作が煩雑になり、十分な適合が得られにくい。また、新製するには患者に金銭的負担を負わせることになる。

　しかし、RIDはこれらのトラブルや問題発生時の修復方法の容易性が組み込まれているため、修理や添加を簡単に行うことができる。RIDでは、維持装置の除去などによる強度の減少は組み込まれたフレームで維持されるので、強度を失うことがなく、再使用に耐えうる利点も持っている。

Case06　再修復が容易な機構を内在させる症例

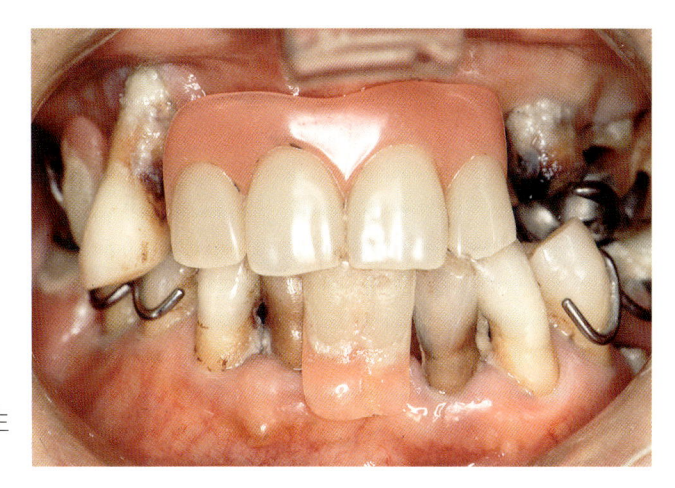

図1　自己管理能力を失った患者で口腔衛生を第三者に依存している。

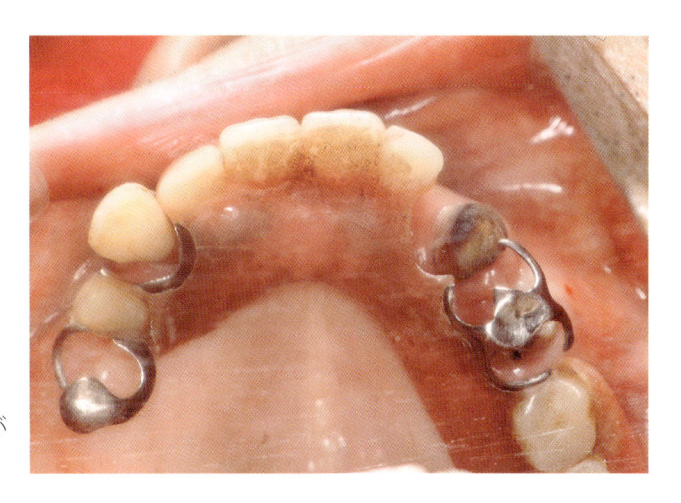

図2　そのために義歯安定・固定の維持歯が失われ、義歯が機能していない。

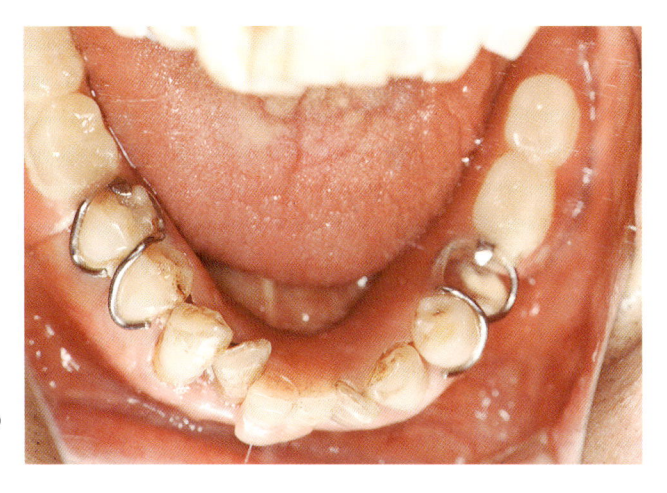

図3　咀嚼機能を下顎前歯に頼っていたために同部歯牙の動揺が激しい。

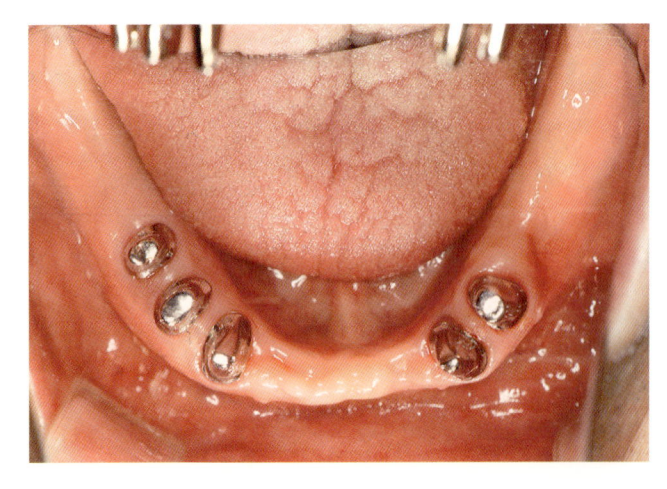

図4　RIDを適応するために、妥協的に残存歯に固定を求めるための内冠を装着。

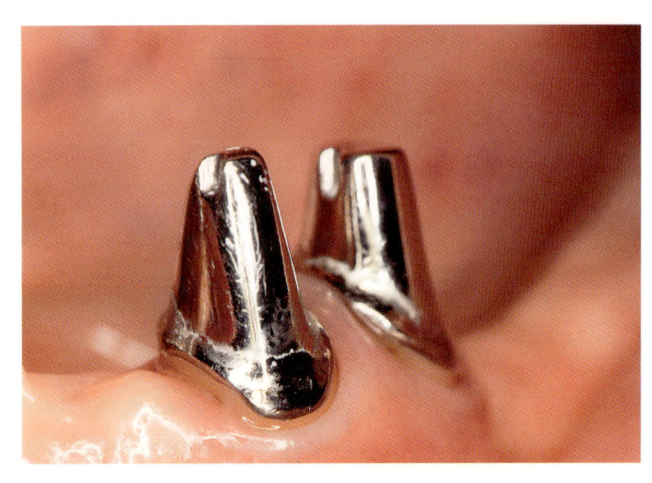

図5　顎堤が吸収しているため、RIDの安定を強固にするグルービングを設けた内冠。

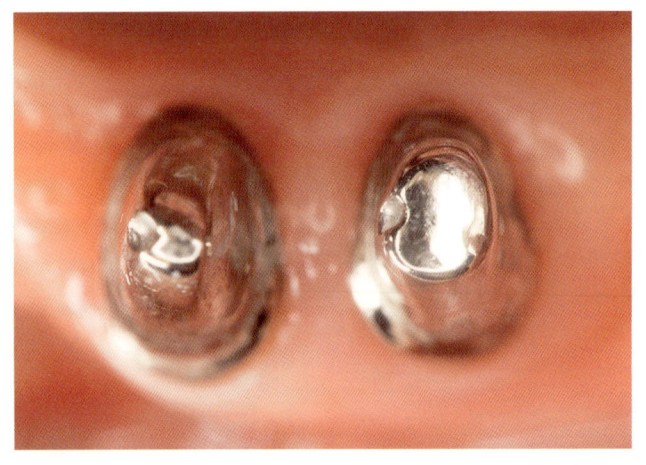

図6　図5と同様な機能をつけた咬合面観。

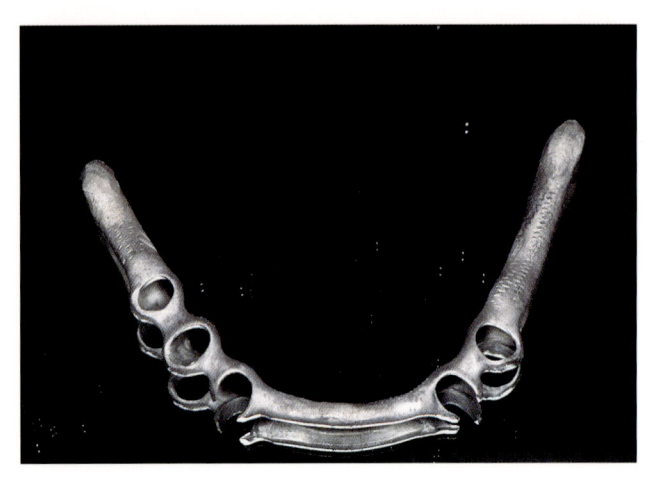

図7　フレームを強固にしてRIDの破折を防ぐ対処をした。

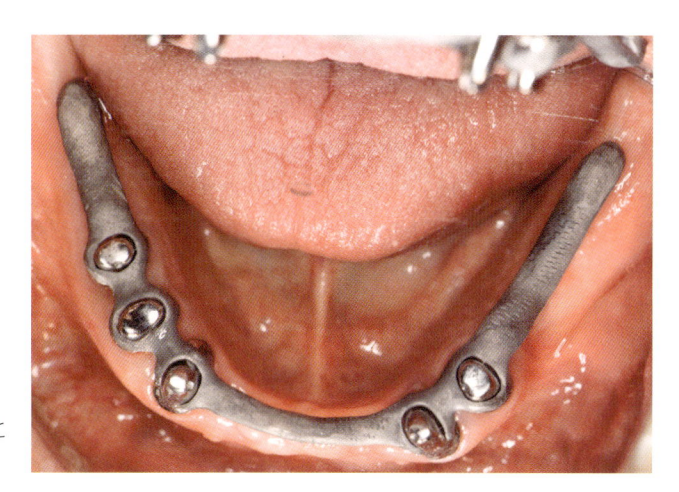

CHAPTER2　リインフォースド・リング・デンチャー（RID）の臨床応用

図8　リベースを容易にするための粘膜面との関係を示す。

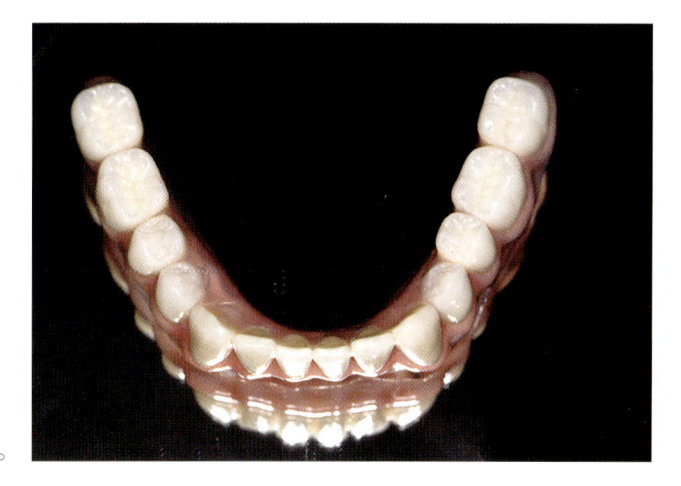

図9　必要とする機能を組み込んだ RID。

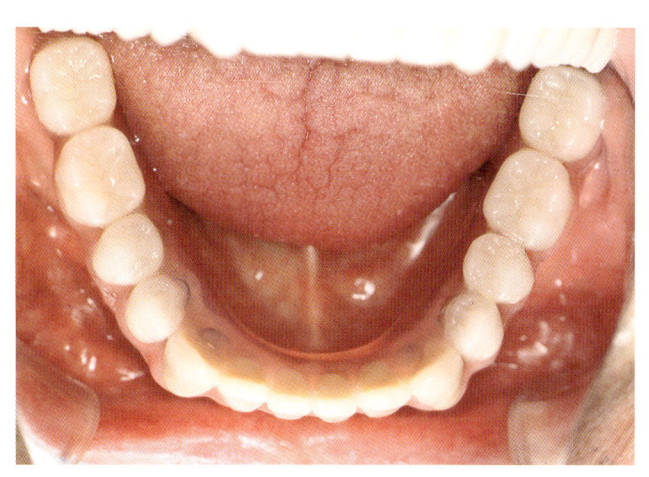

図10　可撤性義歯の特徴的な床が極端に小さく、装着時の違和感が少ない。

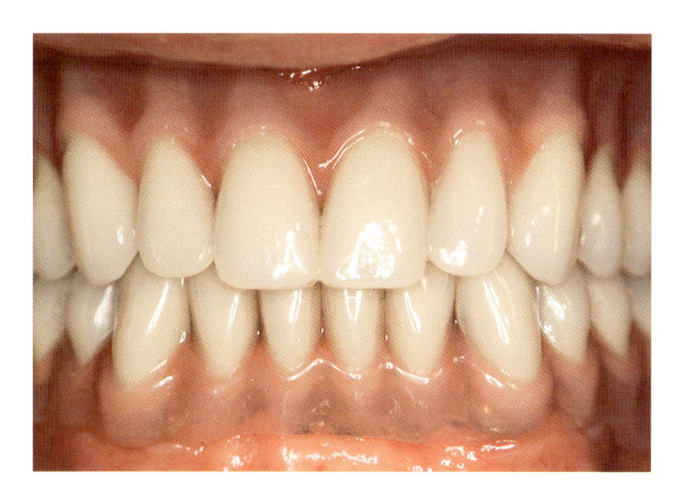

図11　口腔衛生管理が容易で、しかも安定度が十分に得られた RID。

Case 07
外科的侵襲が禁忌の有病患者への効果的修復症例

　崩壊した口腔の回復治療を行う場合に、大規模であれ、小規模であれ、外科的侵襲を患者に強いなければならない病態やインプラントで置換しなければならない症例がある。

　患者が生活習慣病や観血処置禁忌の身体的制限がある場合、それらの外科処置を避けて、妥協的治療で崩壊部の機能と審美を回復する治療が求められるケースがある。

　そのような場合に、残存歯牙にRIDを適応させることで、危険回避の妥協的なゴールが得られる。すなわち、残存歯牙に内冠を装着できる条件をつくり、その上に強固な機能を備えたリングクラスプを作製して、RIDシステムを作る。RIDに、機能と審美を適宜付与して便宜的に使用しておけば、やがて患者の身体的環境が好転して、インプラントのような永続性のある最終修復治療が可能になるまで使用できる。また、長期的に経過観察を続けていく間、残存した硬軟組織に疾病が再発した場合でも、RIDは着脱が容易であり、しかも簡単に修理ができるという利点があるため、外科的侵襲が禁忌の患者の治療に有利な方法である。

Case07　外科的侵襲が禁忌の有病患者への効果的修復症例

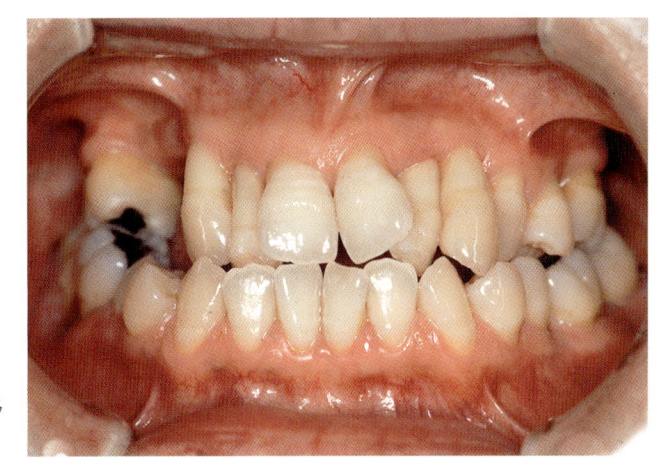

図1　患者は38歳女性でチャーグ・ストラウス症候群を発症している。

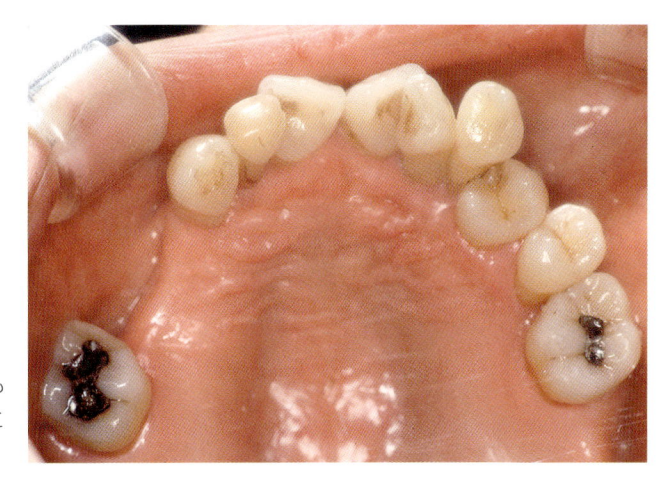

図2　残存歯はすべて動揺が大きく、しかも1本の歯牙の抜歯でも数日間の入院を必要とする病状である。

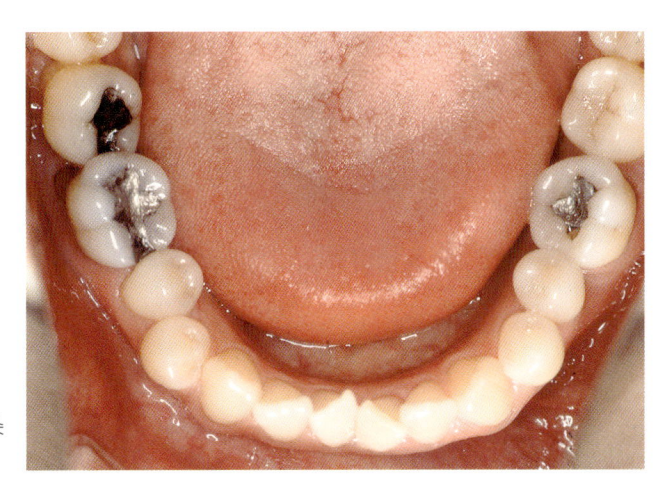

図3　一見健全に見えるが、維持に必要な条件が完全に失われている。

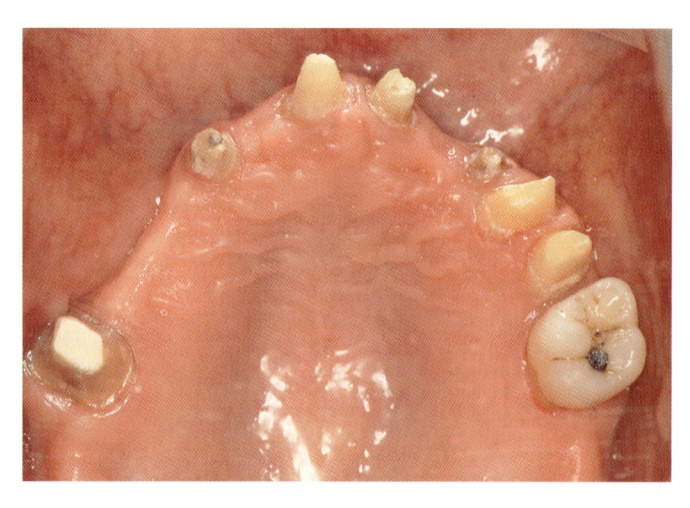

図4 RIDを適応させるために全身管理下でプレパレーションをする。

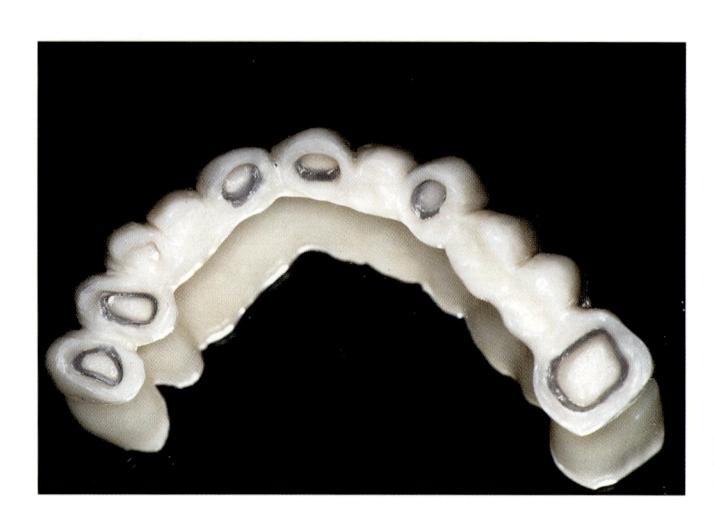

図5 患者の強い願望により、義歯床、クラスプを避けたRID。

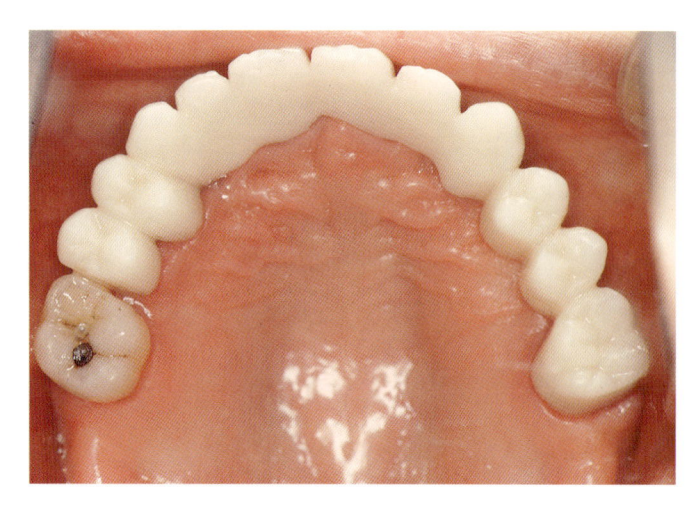

図6 外科的侵襲を回避して、しかも装着に違和感のないRID。

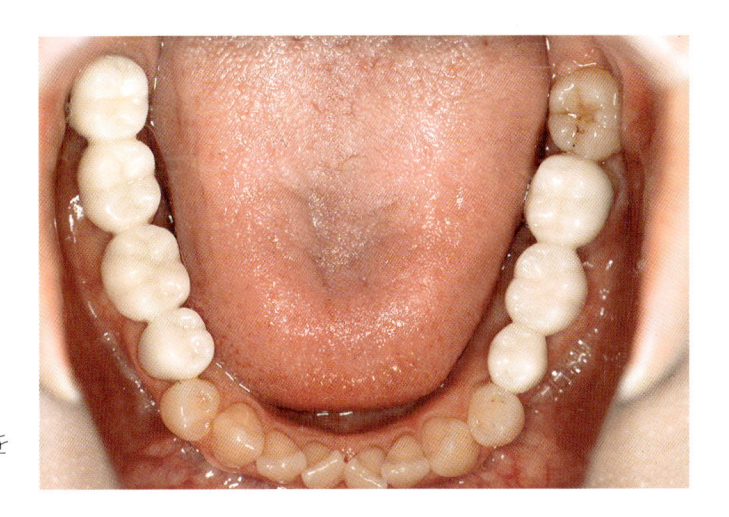

図7　下顎は左右側に部分的な RID を適応する。

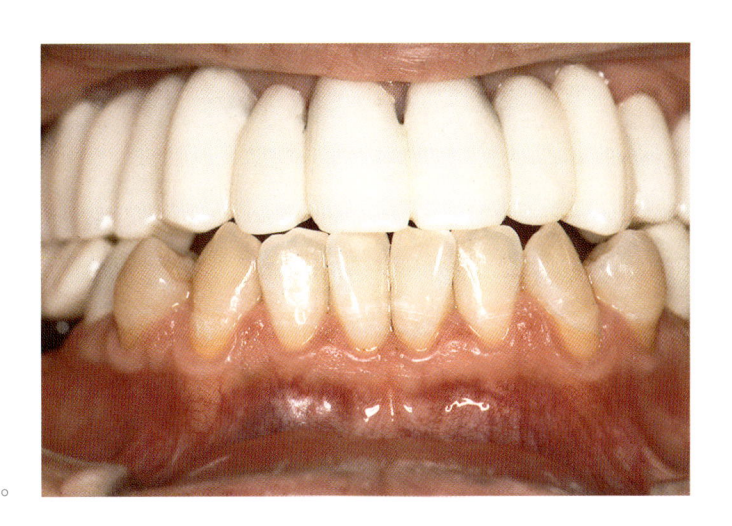

図8　上下の RID で妥協的処置をした。

Case 08
外科的侵襲直後の患者の機能、審美維持への応用症例

　多くの原因で前歯部や臼歯部の歯槽骨が極度に吸収した症例では、骨移植術や骨再生術を適応し、骨の生着期間とその後に行うインプラントの埋入で治癒までのかなり長期間、術野を清潔に、安静に保ちながら患者に審美と咀嚼機能維持をさせておく必要がある。

　術野が小さい場合は、ブリッジ様式のプロビジョナルレストレーションでの対応が可能であるが、広範囲の場合には可撤性義歯を治癒まで使用せざるを得ず、患者の満足度は得られにくい上、咀嚼にも不便を強いる場合が多い。

　そのような症例に RID を採用することで、術野の安静、機能、審美を保て、術者も患者も満足が得られ、治癒までの期間を十分にとることができる。

Case08 外科的侵襲直後の患者の機能、審美維持への応用症例

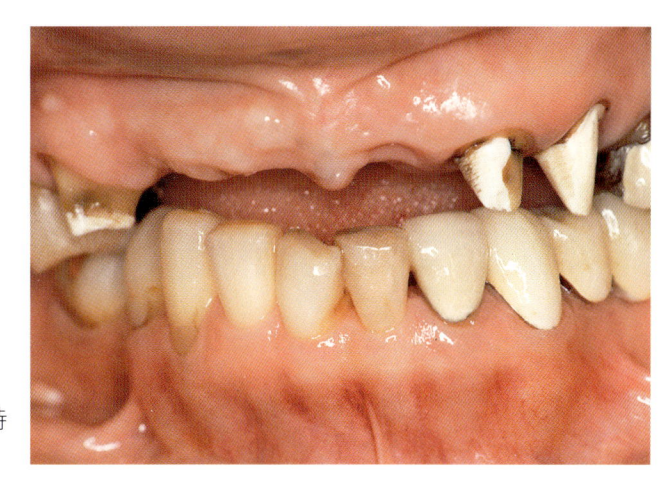

図1 上顎前歯部は頰舌的に希薄な骨で維持されている。

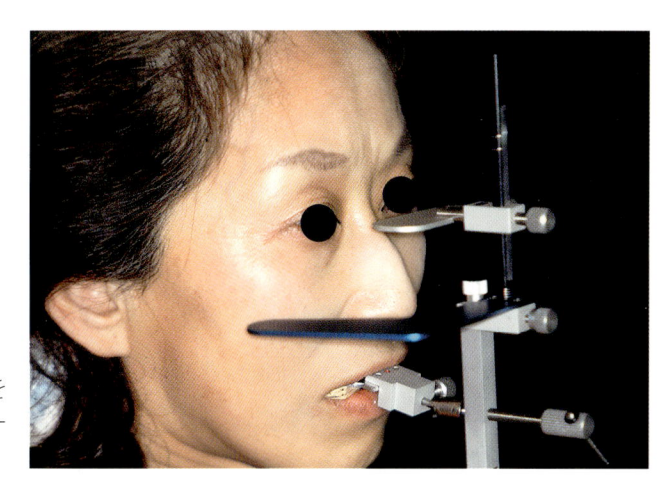

図2 骨造成を適応するため、審美的回復を図るのに必要な骨量をフェースアナライザーを使用して算出する。

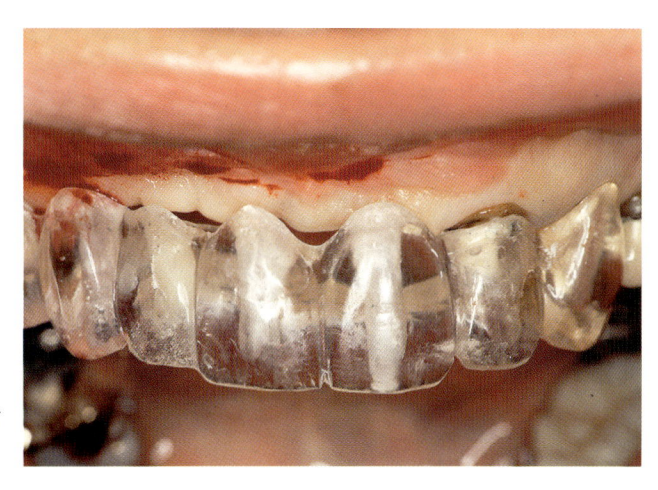

図3 その計測値に応じて骨造成のためのガイドを作成。

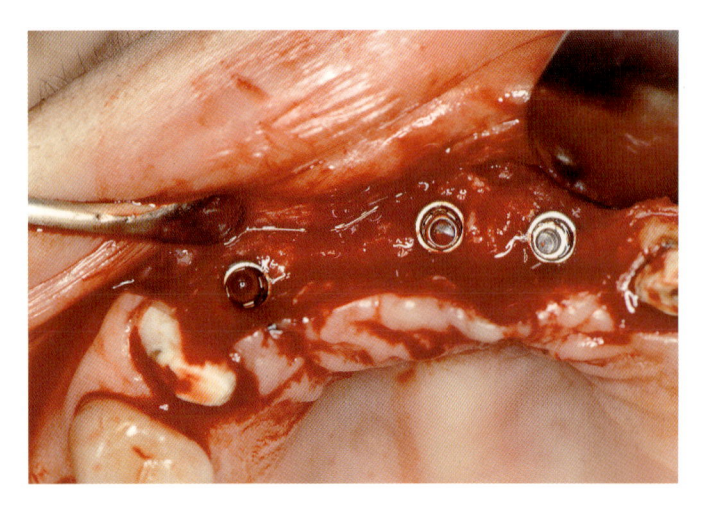

図4 移植骨の生着後、インプラントを埋入する。

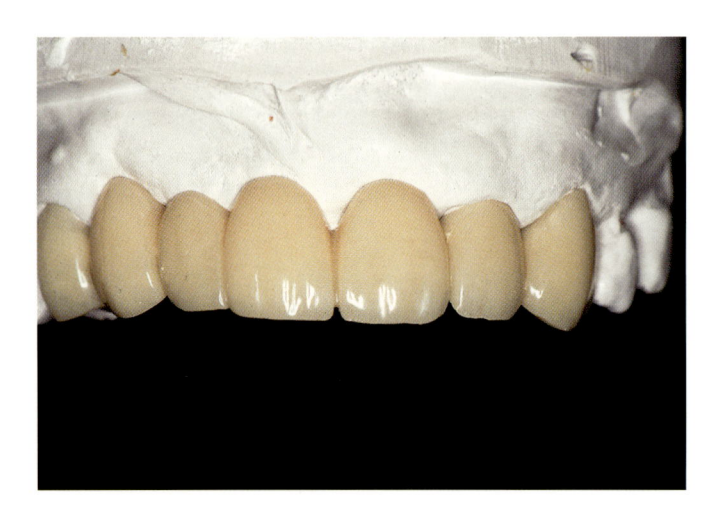

図5 骨生着期間の審美と機能を確保するために、予めRIDを作成する。

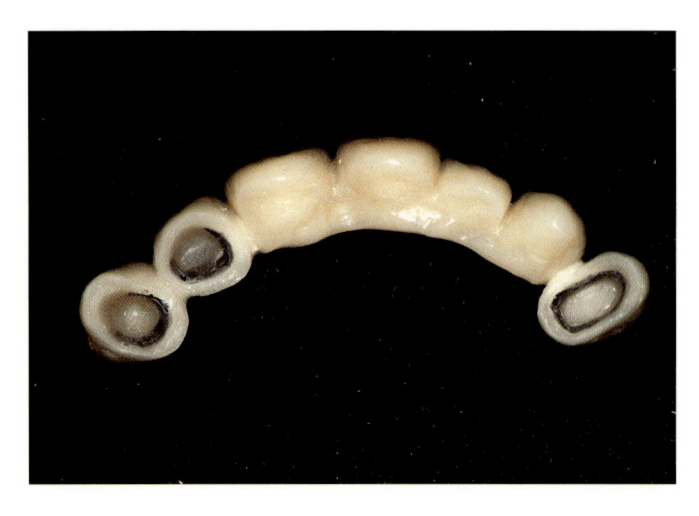

図6 内部に保持機能を組み込んだRID。

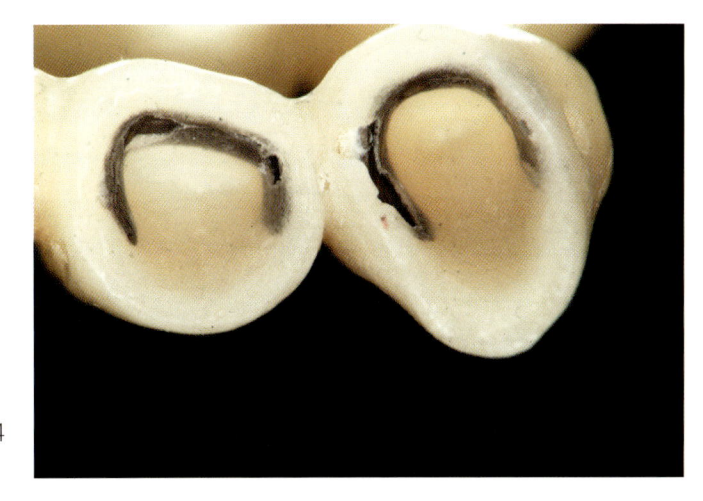

図7 前歯部は審美性を確保するために3/4のリングとする。

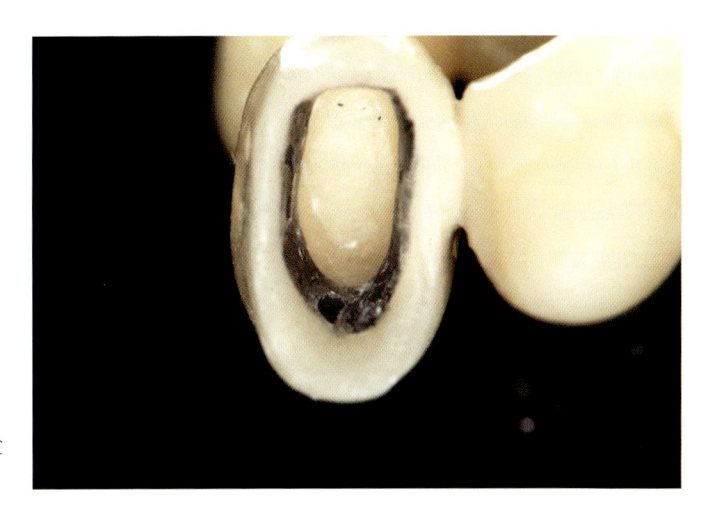

図8 臼歯部は強固な維持を求めるために全周のリングとする。

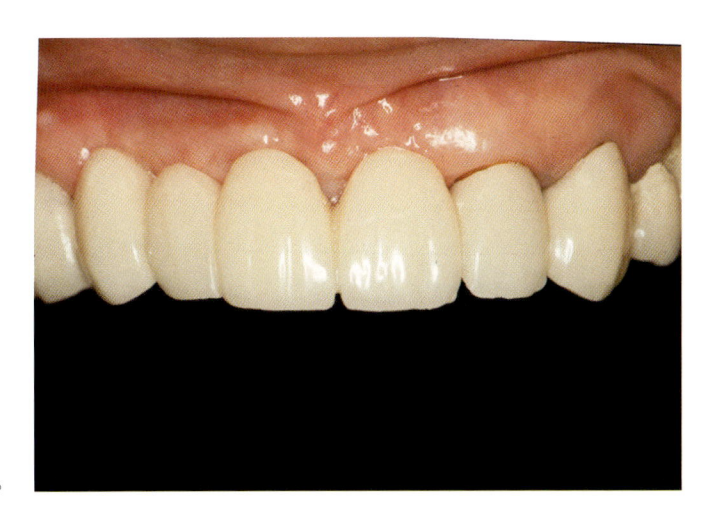

図9 術後治癒期間までRIDを装着しておく。

Case 09
機能を失ったインプラントを
フォローする応用症例

　インプラントを適応した場合、患者、術者の意図する回復治療がなされる。しかし、経年的に身体条件や口腔環境が変化して、隣接歯やキーとなる歯牙が失われると、機能や審美を回復するために追加のインプラントを埋入する必要に迫られることがある。ところが、諸条件で追加のインプラントが埋入できないと、既存のインプラントが孤立したり、連結が消失して機能を失い、いわゆるスリーピングインプラントになるケースもある。そのような症例に対して、機能していたインプラントをRIDの機能の中に組み込んで、危機的な状態を回避できる方法がある。

Case09　機能を失ったインプラントをフォローする応用症例

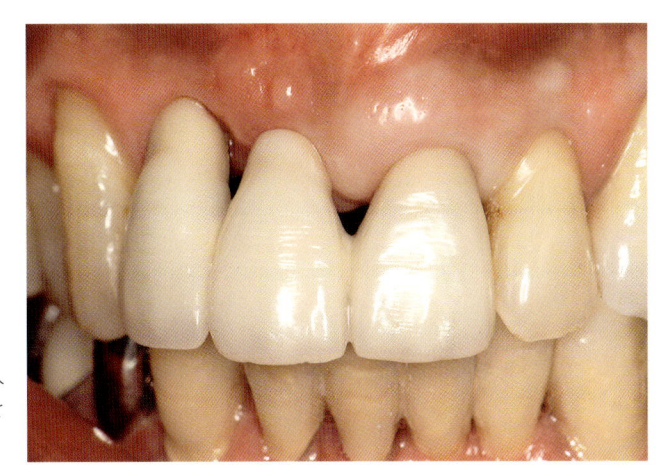

図1　上顎左右臼歯部にインプラントを埋入して6年経過するも、疾患で前歯部が動揺を来たした。

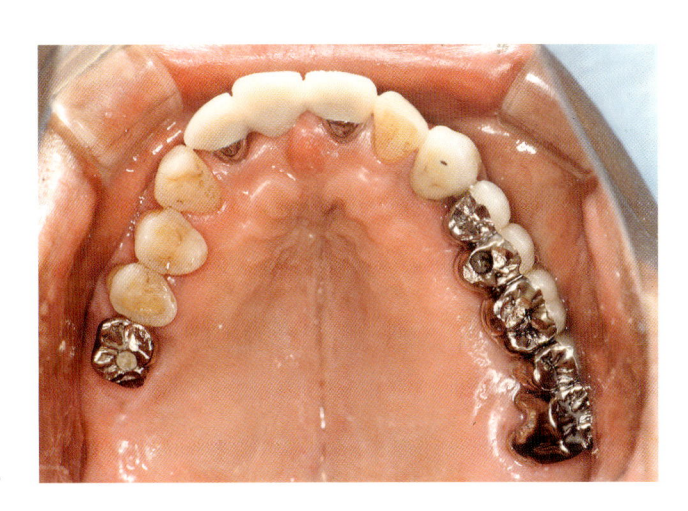

図2　インプラントは十分に機能している。

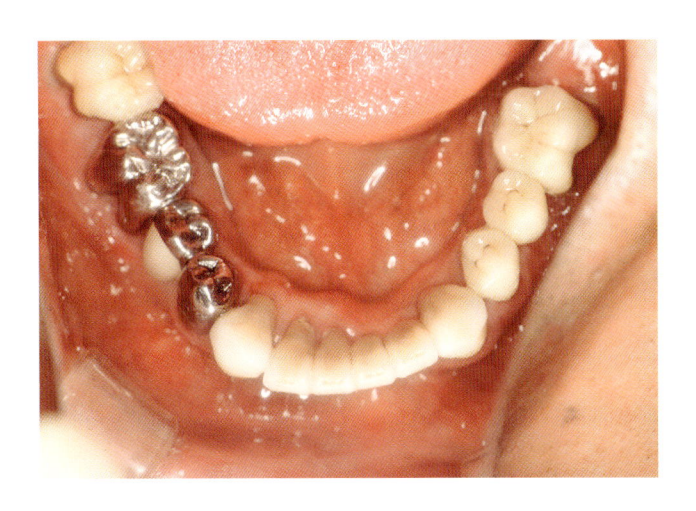

図3　下顎残存歯はほとんど動揺がある。

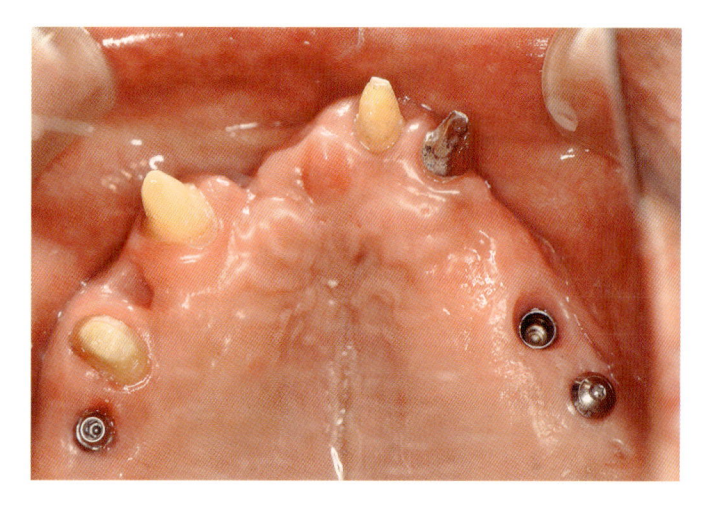

図4 インプラントの追加埋入が困難な顎骨でRIDでの修復を図る。

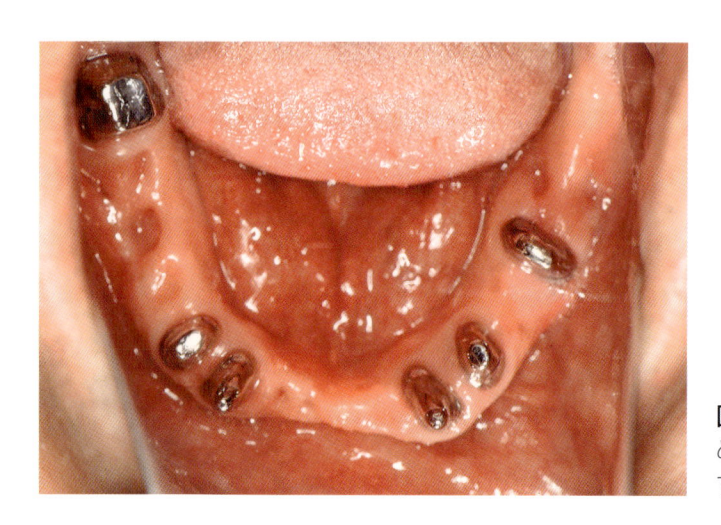

図5 下顎も同様な修復方法を適応するため、RID固着のキーとなる歯牙に内冠を被覆する。

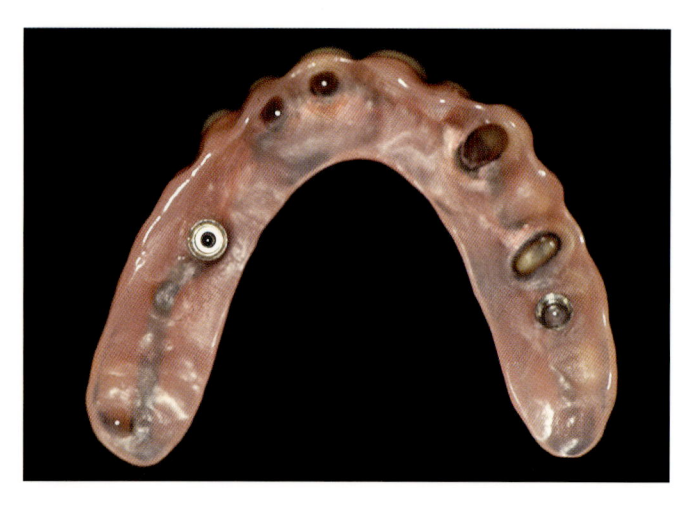

図6 インプラント部に側方応力が加わらないよう、バーティカルストップ機能を加えるため、インプラントのテンポラリーメタルをRIDに組み込む。

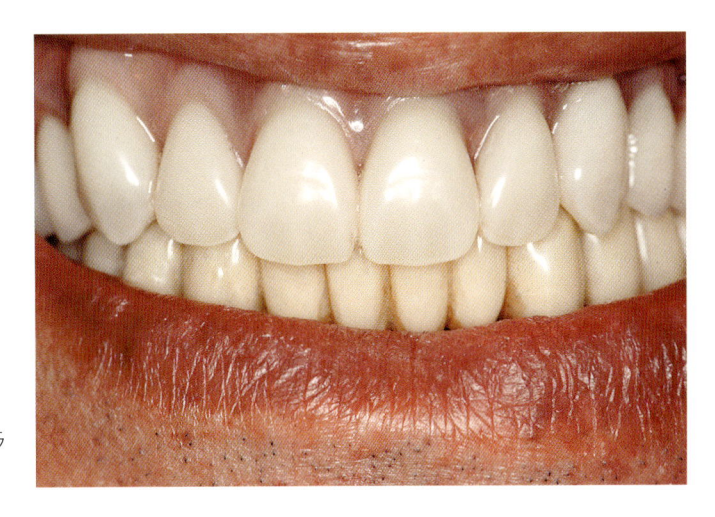

CHAPTER2　リインフォースド・リング・デンチャー（RID）の臨床応用

図7　スリーピングになりかねないインプラントを RID に組み込む。

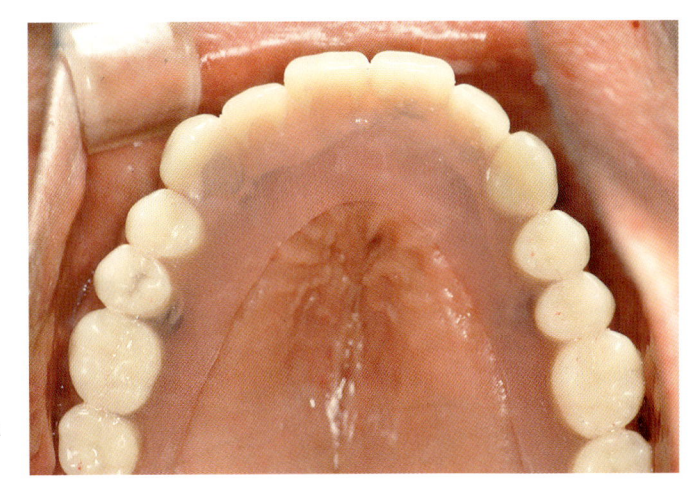

図8　強固な固定源が得られて口蓋床部が小さい RID。

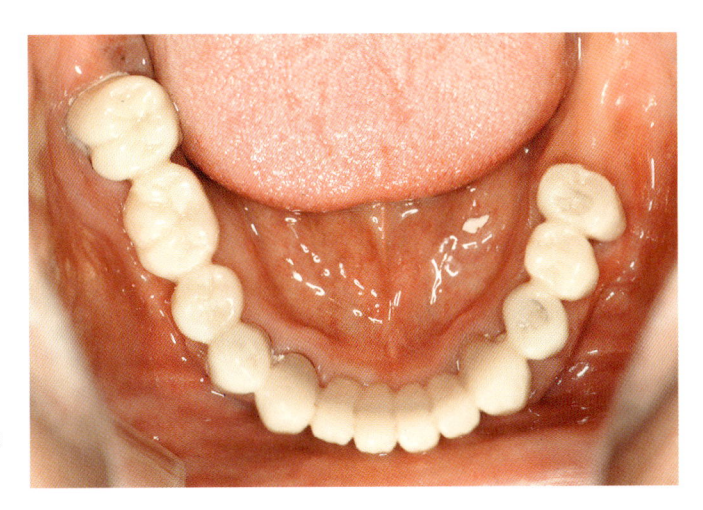

図9　下顎は固定源があるために、床外形が全くない RID を採用した。

Case 10
可撤性義歯の沈下防止のために インプラントを応用した症例での活用

　早期に歯牙を喪失してそのまま欠損部を放置すると、骨の廃用性委縮または欠損部を補填するために、不適合な義歯を装着して歯槽骨が吸収を起こし、最大咬合支持域が失われ、顎位の低下や咬合の不安定、前歯部のフレアーアウトなどの合併症が起こるケースがある。

　インプラントを適用して、これらの問題の解決と疾病の進行を阻止し、回復治療をするには、顎位の安定・固定を図る必要がある。

　しかし、インプラントでの固定性補綴が非適応の場合、辛うじて手術可能な部位の下顎左右7番相当部にインプラントを植立して遊離端義歯の沈下防止を図る。また、義歯前方部の維持装置による審美阻害の解消と可撤性義歯の不快感を解消して、機能と審美的配慮をする方法として RID が最も有効である。

Case10　可撤性義歯の沈下防止のためにインプラントを応用した症例の活用

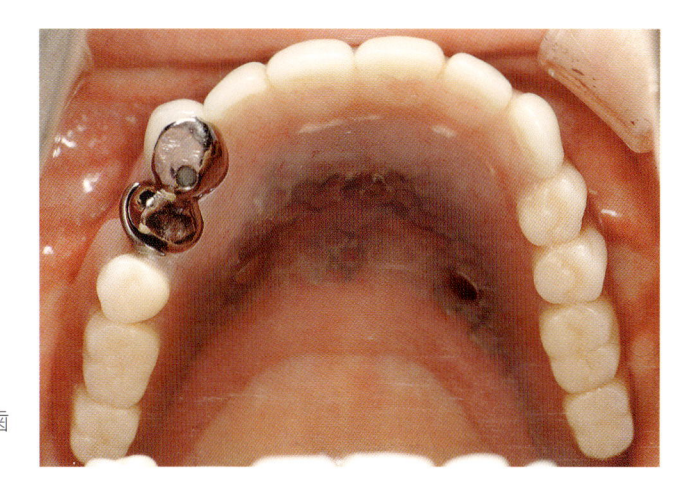

図1　歯牙、粘膜支持義歯のため、残存鉤歯に過大な負担がかかっている。

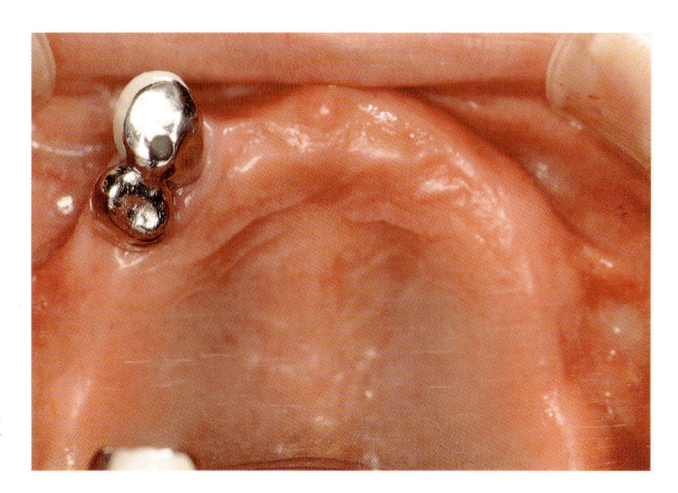

図2　セメントもウォッシュアウトし、二次う蝕も併発している。

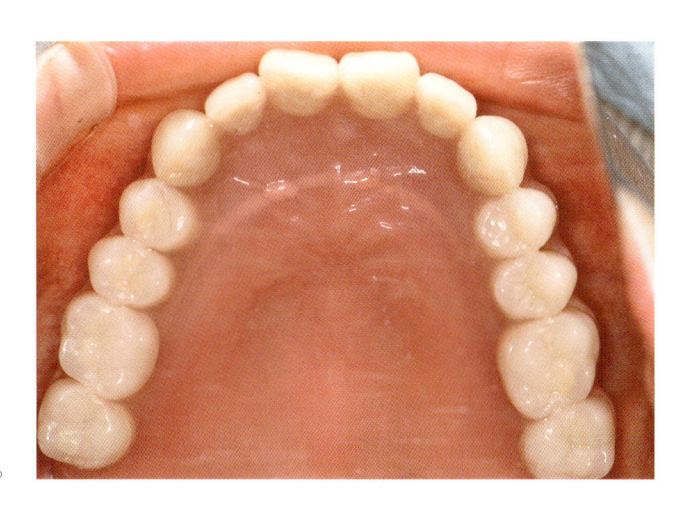

図3　結局、総義歯へと移行した。

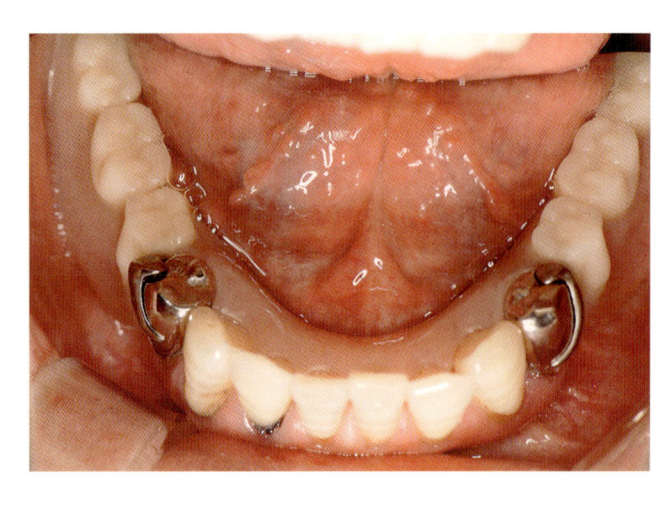

図4 クラスプのブレーシングアームがないため、下顎義歯が横揺れし、義歯も沈下をするため粘膜部に疼痛がある。

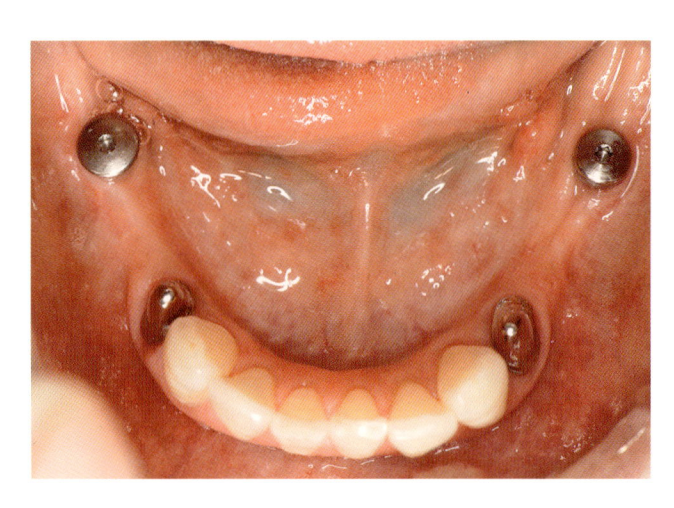

図5 沈下防止のインプラントを埋入し、第一小臼歯はRIDの内冠を形成する。

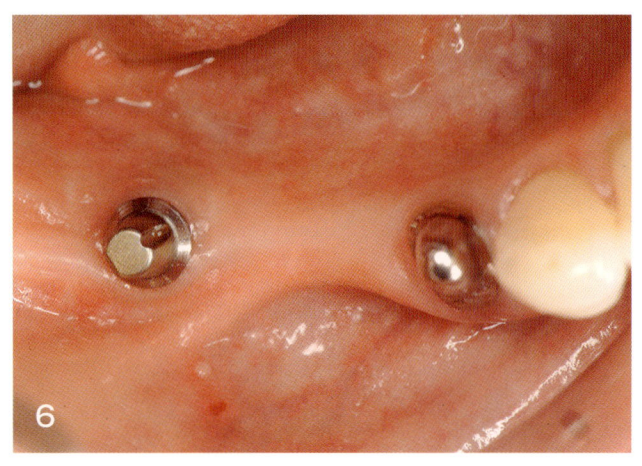

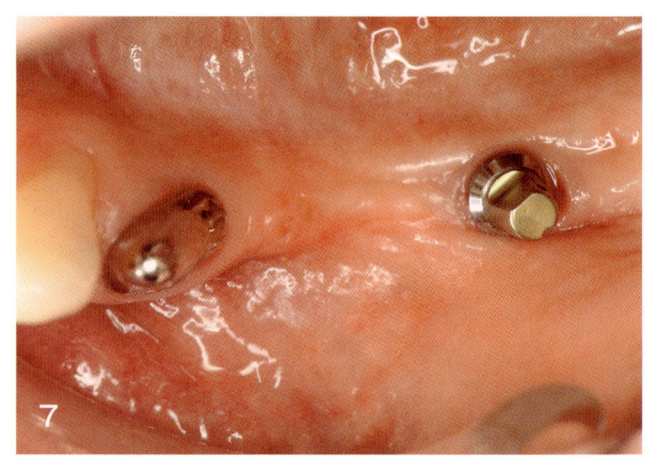

図6, 7 インプラントにソリッドヘッドを装着して、義歯床内に専用の保護キャップを内在させる。

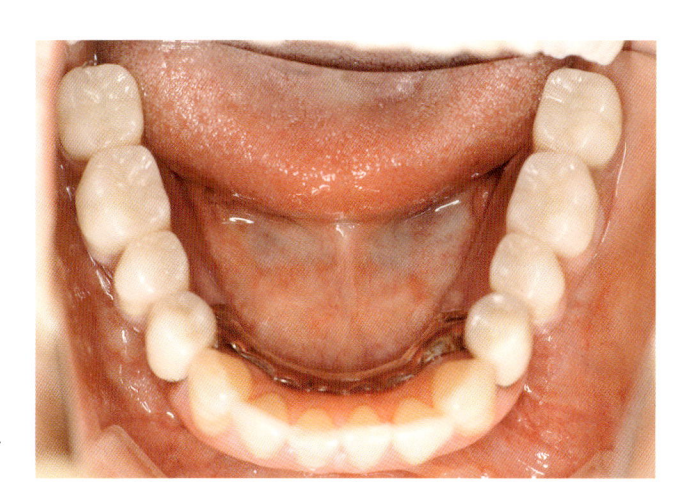

CHAPTER2　リインフォースド・リング・デンチャー（RID）の臨床応用

図8　審美的配慮と可撤性義歯の沈下防止、ブレーシング防止機能を組み込んだ義歯。

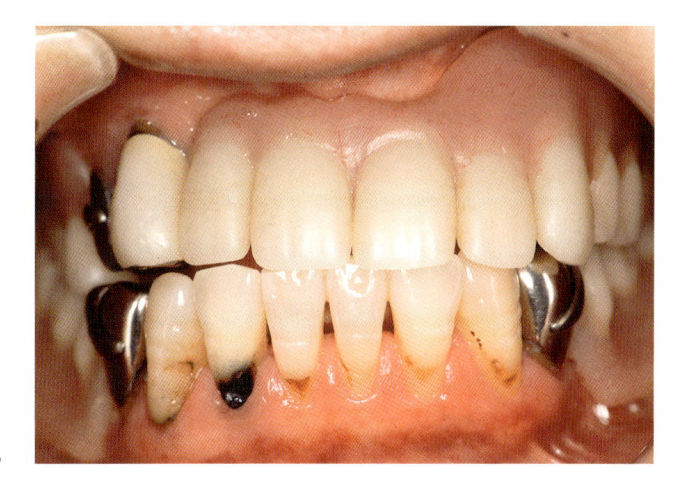

図9　術前の正面観。

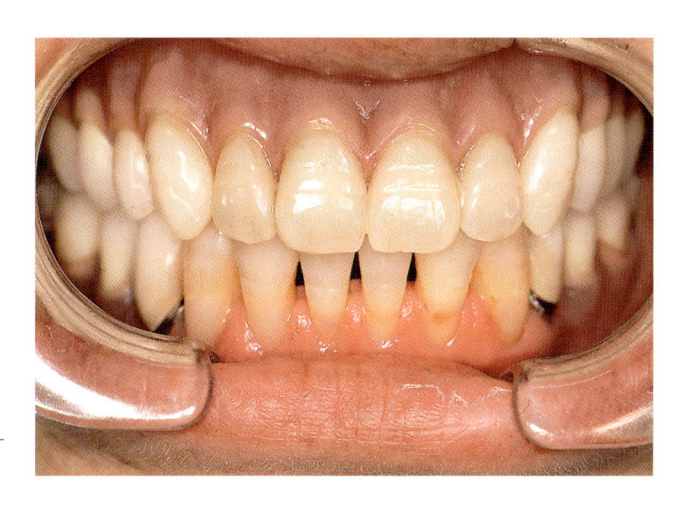

図10　審美性、力学的、顎位安定性を備えたRID。

59

Case 11
社会的要求度を満たせない患者への応用症例

　術者と患者の疾病に対する共通の認識があるにもかかわらず、健康投資ができない患者に対して、最適な回復治療ができない場合がある。そのような症例に伝統的な補綴処置をすることで、残存歯の保存、審美、機能の回復が不十分になる場合がある。

　そこで、以後の回復治療に対して、良好な口腔環境を維持しておくために RID を適応するが、保存に疑問がある残存歯を便宜的に RID の保持力と固定のために有効利用する。このことで可撤性局部義歯の沈下等による顎骨の吸収を防ぎ、将来、インプラントの適応が容易になる環境を保存しておくことが可能になる。

　しかし、それらの理想的な回復治療が将来的にも適応できない場合には、当然、残存歯が失われて固着がルーズになる。そうなった場合には、RID の床外形を大きくして、吸着による固定法に切り替えることができる。

Case11　社会的要求度を満たせない患者への応用症例

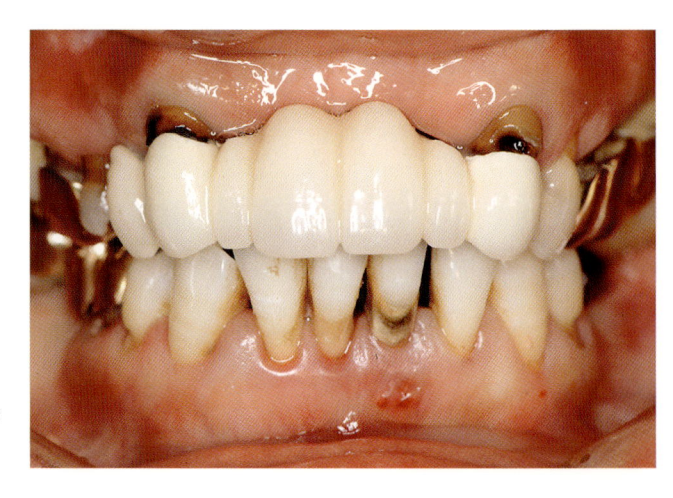

図1　両側犬歯支台のロングスパンブリッジの動揺を主訴として来院した。

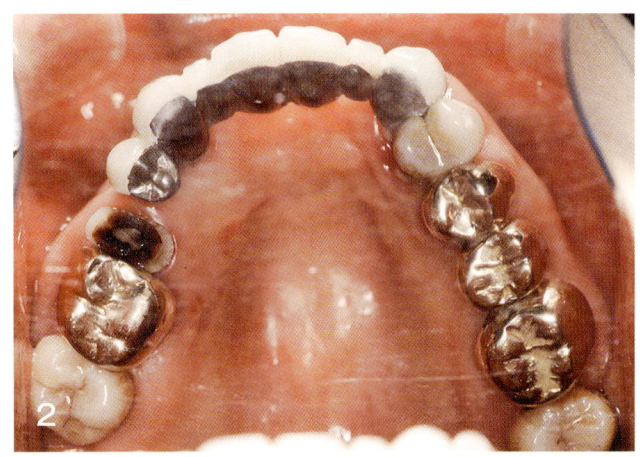

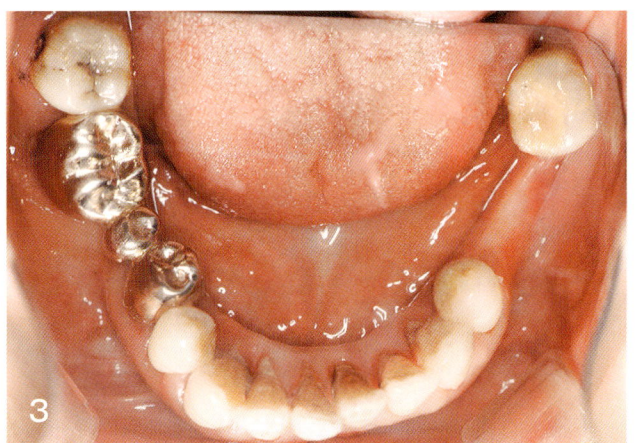

CHAPTER2 リインフォースド・リング・デンチャー（RID）の臨床応用

図2, 3 顎位の維持が得られないことがうかがえる。

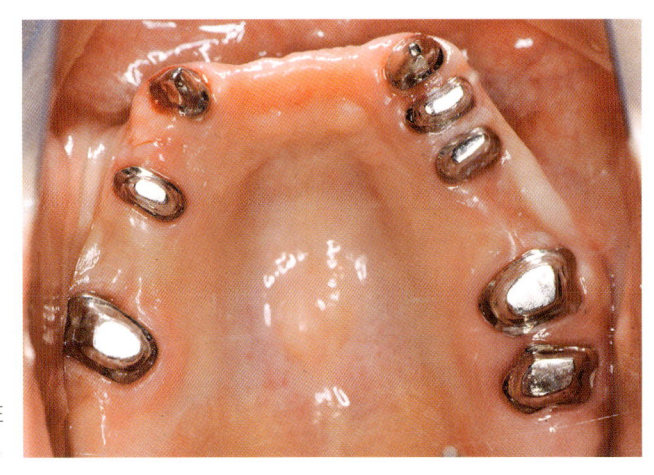

図4 残存歯は脆弱で固定性補綴での永続性がないので、RIDを適応し、内冠を装着した。

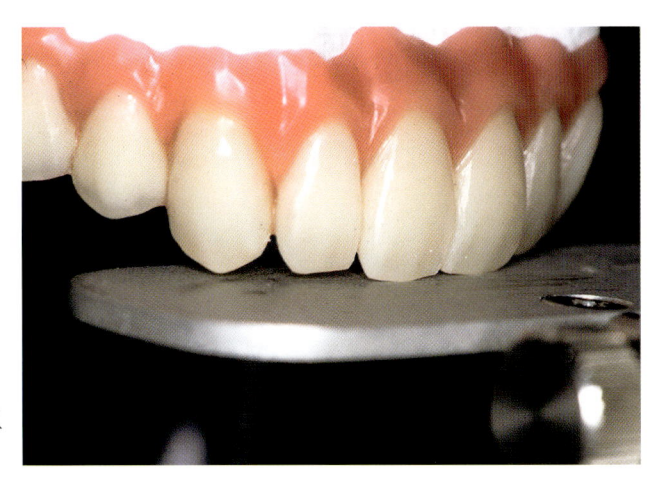

図5 審美・機能の基準値を求めるフェースアナライザーで回復を図る。

61

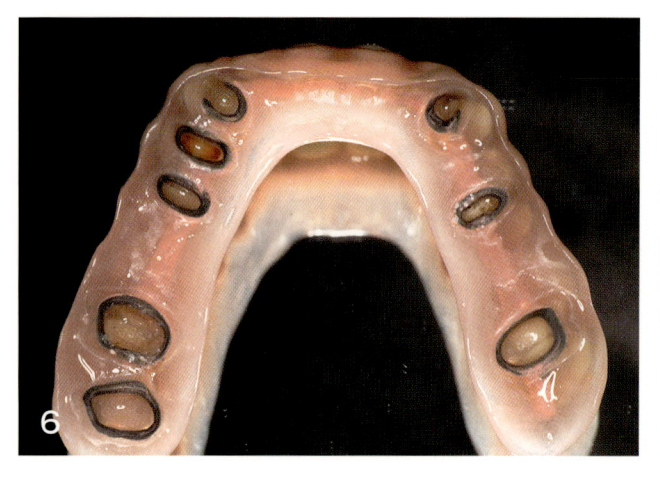

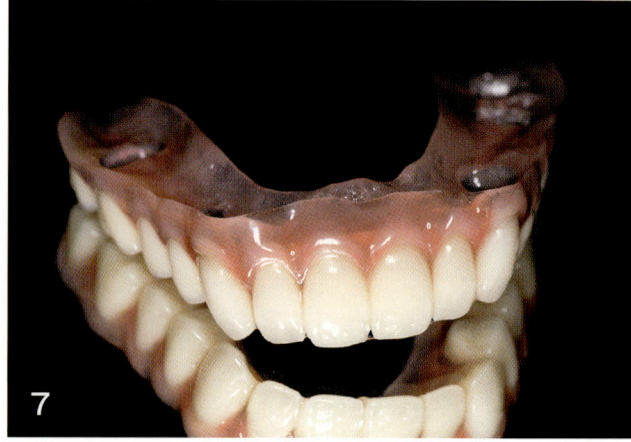

図6，7　完成したRID。

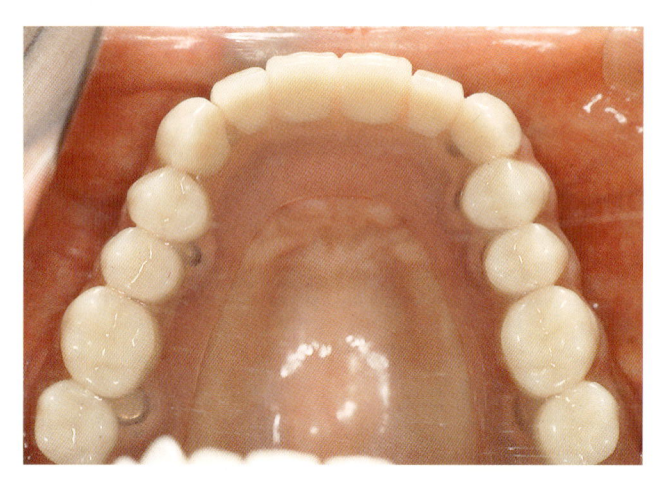

図8　RIDに組み込まれたフレームで、各残存歯に機能力が分散する。

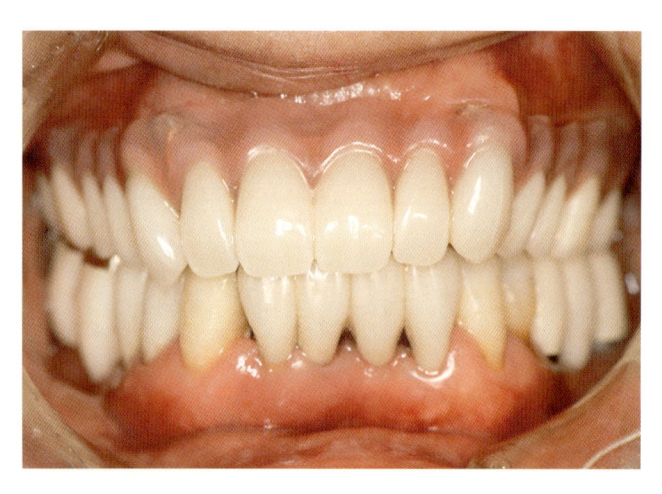

図9　妥協的治療として残存歯の喪失を予定し、再修復の容易なRID。

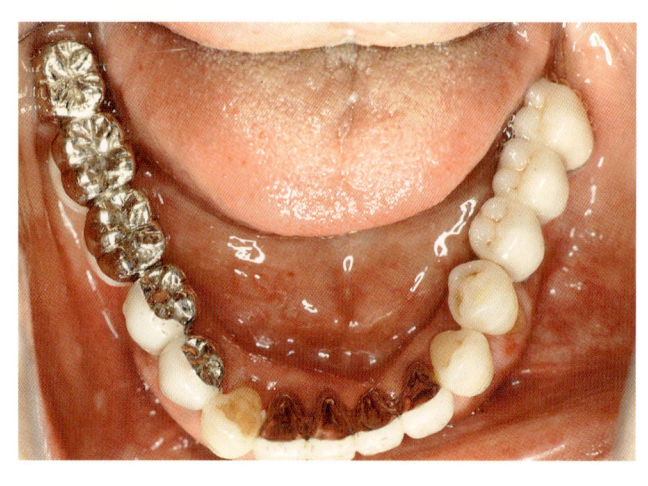

図10　下顎はインプラントで修復した。

Case 12
骨造成後、回復までの審美、機能維持を目的とした応用症例

　極度に吸収した顎骨を再建してインプラントを埋入する場合、治癒期間が長期におよび、場合によっては審美も機能も維持できなかったり、咬合高径の減少や前歯部のフレアーアウト、対合歯の挺出、臨在歯の位置移動という症状を引き起こすことがある。これらを防止して、治癒まで十分に安静期間をとり、予後を健全に維持するにはRIDが適切である。このRIDは骨造成が完了して、その後のインプラント埋入、上部構造装着までの期間に、この装置に修正を加えながら使用できる設計がされているので応用範囲が広がる。

Case12　骨造成後、回復までの審美、機能維持を目的とした応用症例

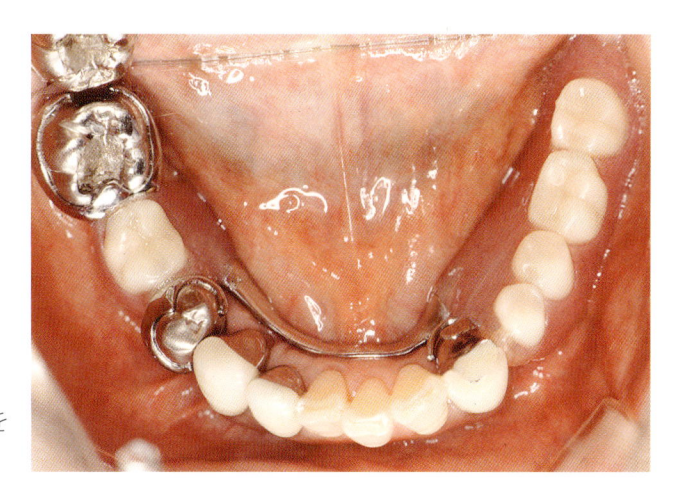

図1　全く機能を失い、残存歯保存に支障を来たしている。

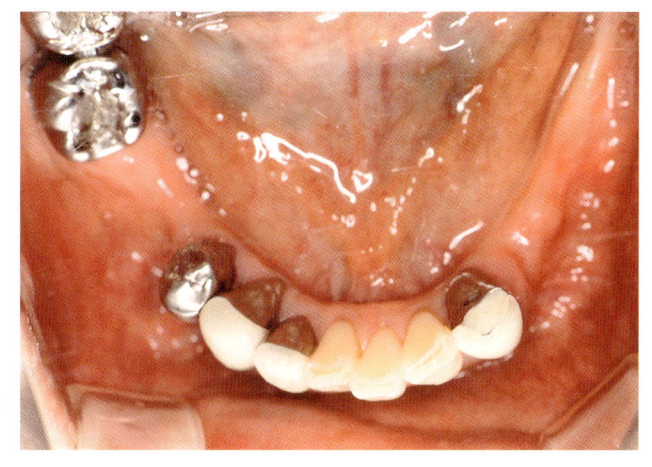

図2　不適合の義歯で、左側部は広範囲に極度な顎骨の吸収が認められる。

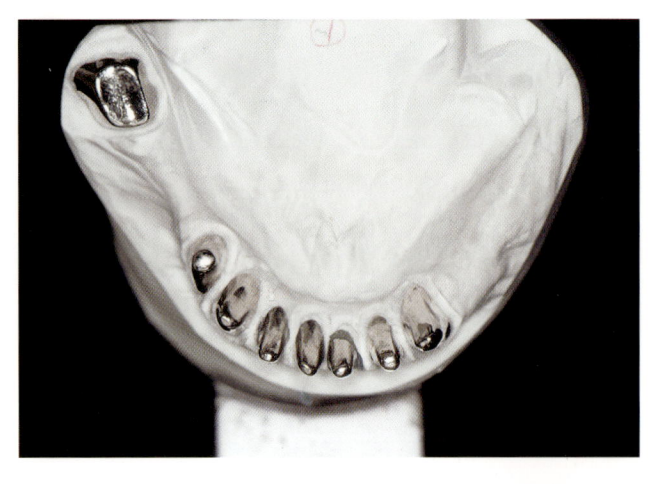

図3　RIDを固定するための内冠を作成。

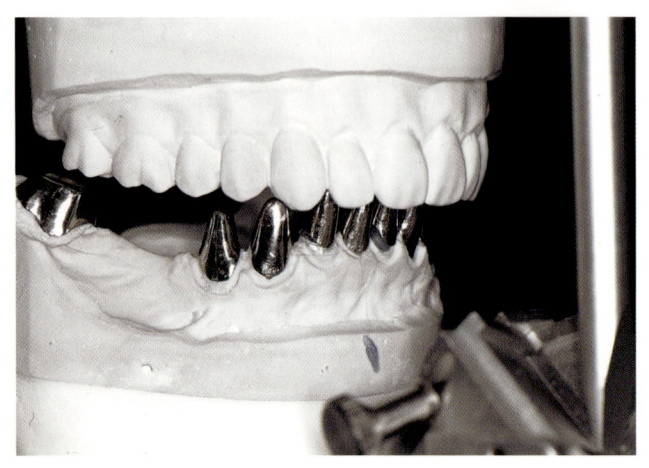

図4　得られた適正な顎位でRIDの作成に入る。

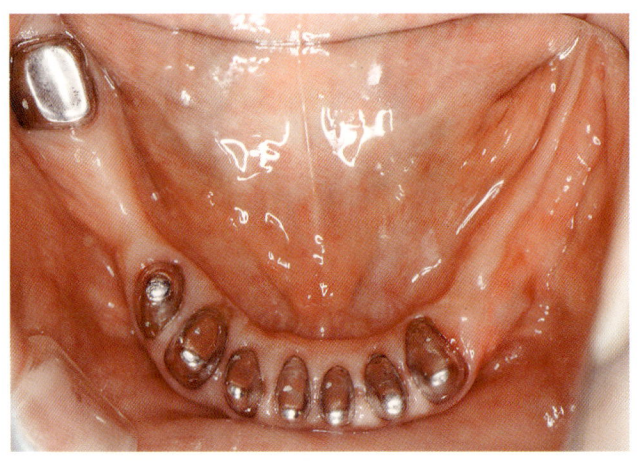

図5　内冠を装着してRIDのフレームを作成する。

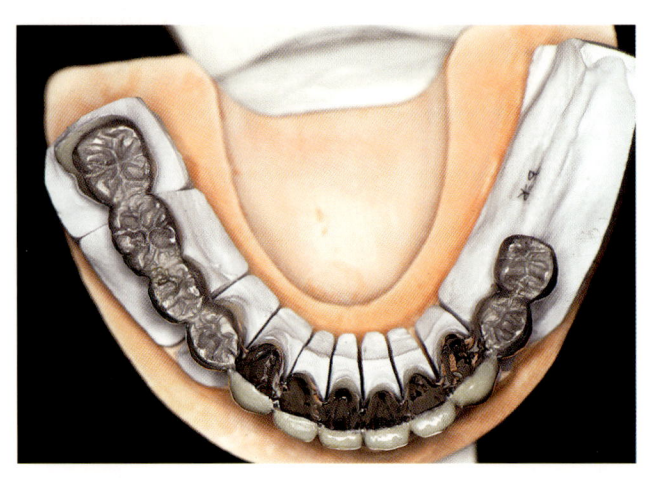

図6　インプラントを適応するために骨移植をするが、治癒までの期間、機能と審美を確保するために内冠上にメタルプロビジョナルにRIDを組み込んだ。

CHAPTER2　リインフォースド・リング・デンチャー（RID）の臨床応用

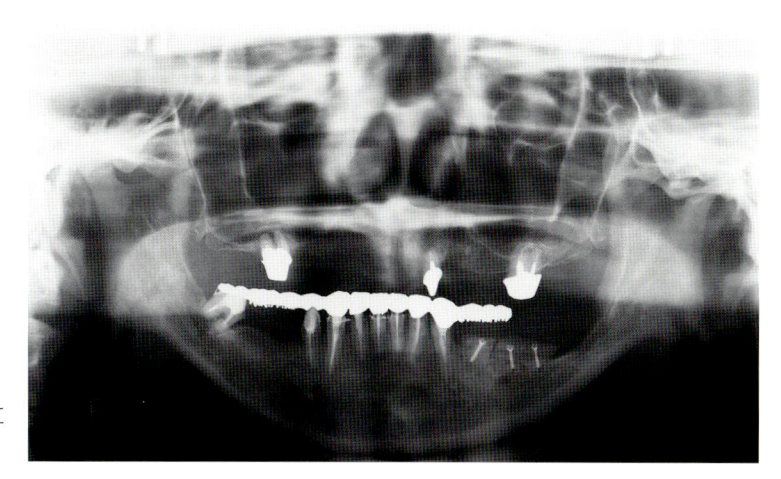

図7　左右側に骨移植をした後にRIDを装着して治癒を待つ。

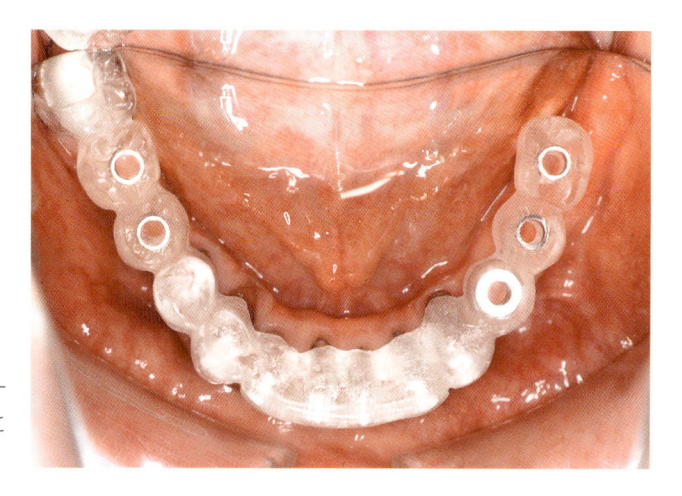

図8　骨の生着後、インプラント埋入のサージカルステントは、RIDの歯牙位置を基準として作成する。

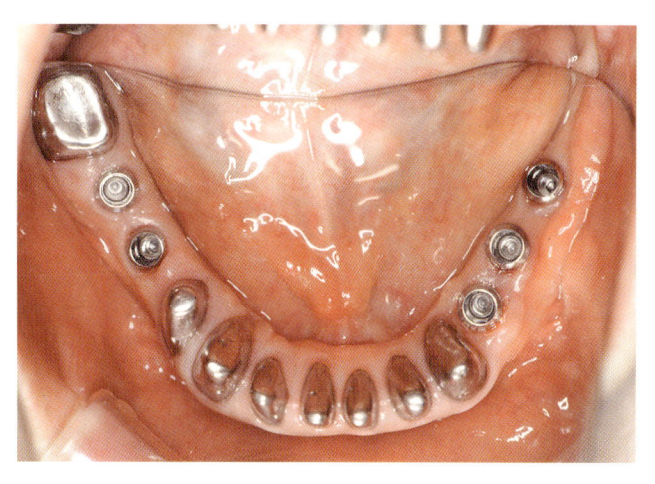

図9　RIDの役割が終わり、最終修復をする。

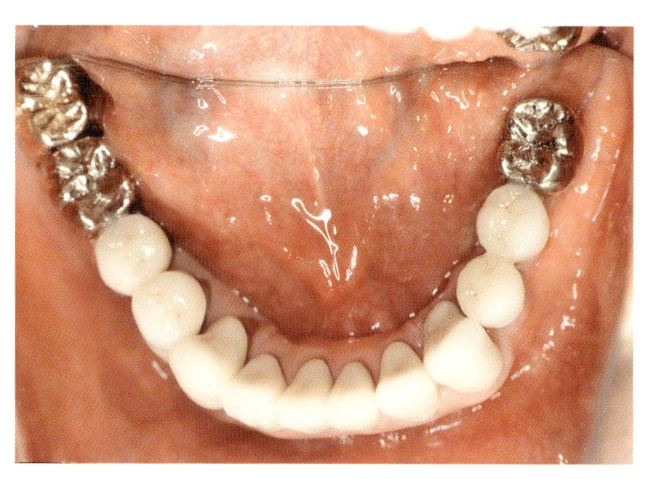

図10　最終修復物の装着。

65

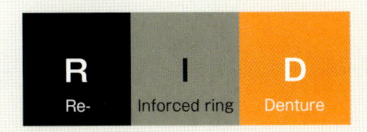

CHAPTER 3
リインフォースド・リング・デンチャー(RID)の技工操作

01 RIDの特長
02 RIDの形態
03 RIDの製作方法
04 修復物の強度と床外形
05 審美を得るリングの製作法と人工歯の排列
06 リングと人工歯と床を連結するための方法
07 内冠の形態と製作方法
08 ルーズフィットへの補修方法
09 各材料の比較、特徴

01
RID の特長

①義歯床部分が小さく、義歯の維持装置が単純なため、プラークコントロールがしやすく、維持装置となる支台歯の周辺組織が改善され、健康維持が容易である。
②床縁部が歯槽頂部付近に限定されていて小さいために、違和感が少なく、その上強固な維持が得られる。
③咬合力の粘膜骨膜負担が少ないので、咀嚼力が増大する。
④審美性が再現しやすい形態である。
⑤咬合支持域の欠損部に少数のインプラントを用いて義歯の沈下が防止できる。
⑥インプラントや外科的侵襲の非適応症に適応できる。
⑦添加や再修復の技工操作が簡単である。
⑧残存歯の永続性が得られないような症例にも妥協的治療法として適応できる。
⑨残存歯に問題が生じて喪失した場合にも補修が容易である。
⑩歯槽堤や顎骨の保護と保全に対する配慮ができる。
⑪妥協的処置として終末治療にも適応できる。
⑫ RID の応用でその後、インプラント治療に変更できる。

02 RIDの形態

①リングと内冠との間は、レジンが介在するためのわずかなスペースがあり、維持がルーズフィットになったり、内冠の支台歯が失われた場合、即重レジンをこのスペースに添加することで、再度しっかりとした固着が得られる。また、床の部分がルーズフィットになった場合は、単純なリベースができるように設計されている。

②レジン床部分が歯槽頂部をわずかに越える程度に限定されていて小さいため、快適性が得られる。また、いわゆる可撤性義歯の維持装置であるアタッチメントやクラスプなどがないので、審美性も十分に得ることができる。

③可撤性義歯の欠点である維持装置の複雑さが解消される機能が組み込まれていて、RIDの安定、固定が確実に得られる。

④内冠形式で最小の維持力と強固な垂直方向の支持の確保、各支台歯の連結で支台歯に無理な側方力が加わらない。

⑤コーヌスタイプのテレスコープは、メタルの内冠と外冠から構成されているので、前歯部においては外冠のマージンのメタル色が露出することが多い。しかし、RIDは外冠がないために審美的な欠点がなく、しかも再修復時の添加には審美を維持したまま容易に修復ができる。

　以上の特長を満たす形態を備えていると同時に、患者に心理面での満足感を与えることができる。あくまでも妥協的修復治療装置であることを考慮して、装置の基本的維持は支台歯主体であるが、その床の外形と大きさが義歯の維持を大きく左右する。

　脆弱な歯牙でも相互にフレームを連結することで、ある期間、維持力として機能し、従来の可撤性義歯に求められる床の大きさによる安定・固定・維持がRIDでは他の方法で求められるので、快適性が特徴となる形態である。

　前述したように脆弱で保存に疑問の残る歯牙はやがて抜歯をするが、RIDはその時点で欠損部の修復ができるため、術者・患者にとってもメリットが多い。

03 RID の製作方法

ここでは、前述した RID の特長を理解したうえで、RID の製作方法のポイントを押さえながら、順を追って紹介する。

1 ①妥協的に保存する歯牙、または RID に組み入れる歯牙をヘビーショルダー形成の円錐状にプレパレーションをする。維持力が得られないような場合は、残存歯質の先端部付近に半円形の溝を掘り込むことで解消できる。支台歯のショルダー部分とベベル部分は歯肉縁上で止め、全顎の印象をする。

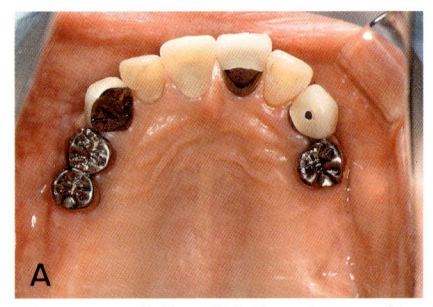

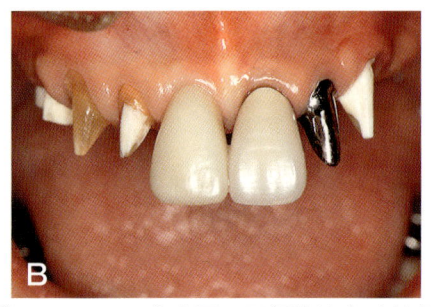

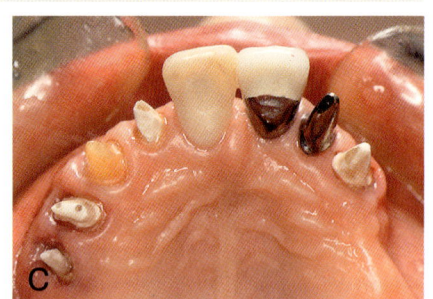

図1 A~C　術前の残存歯、内冠のプレパレーション、各内冠の平行性は余り考慮する必要がない。

2 ②内冠の必要条件を満たし、維持力の少ない歯牙には溝をつけた印象模型上で内冠の外形に沿ってワックスアップをする。複数本ある場合には挿入方向を同一にし、埋没、鋳造、研磨をする（便宜的に内冠を模型上に戻して⑤の操作をする場合がある）。

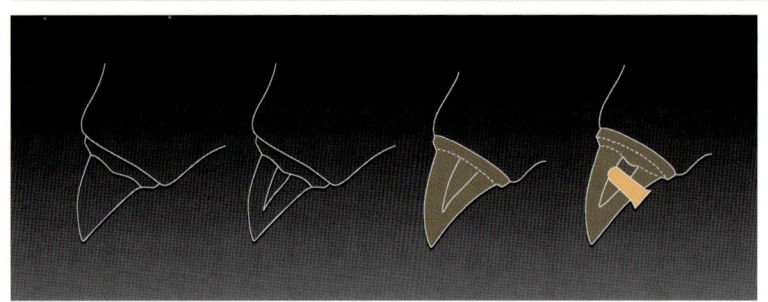

図2　左側から支台歯プレパレーション、溝形成、内冠、3/4 リングの手順を示す。

CHAPTER3 リインフォースド・リング・デンチャー（RID）の技工操作

3 ③プレパレーションをした歯牙に鋳造した内冠をセメンテーションする。

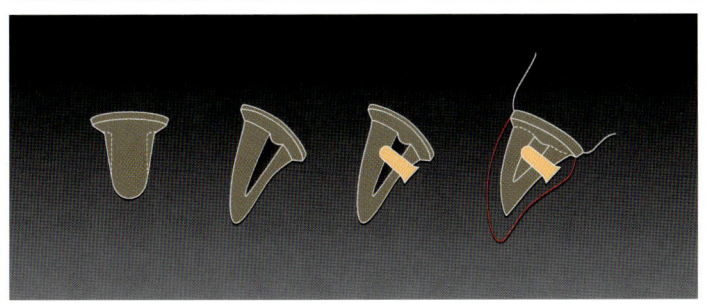

図3　維持力の付与、側面観、3/4リングの位置、人工歯の被覆を示す。

4 ④歯牙に固着された内冠を含めて RID のリングとフレームを製作するための全顎の印象をする。

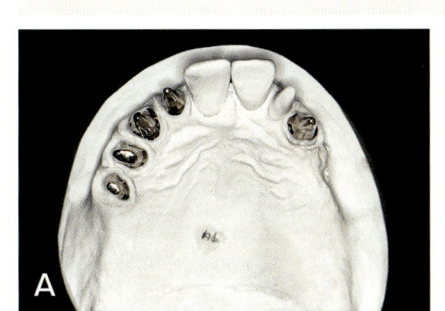

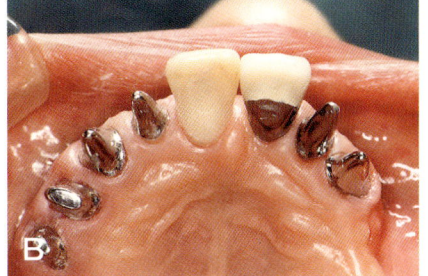

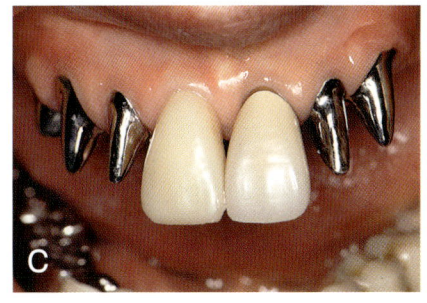

図4 A~C　作業模型の内冠、内冠の装着、同。

5 ⑤印象をした作業模型を咬合器に固着し、模型の支台歯上でマージン部より2～3mm 上にリングを支台歯全周に巻きつけてワックスアップをする（使用するワックスは GC,REDAY CASTING WAX HR22、幅径 2.2mm、高さ 1.2mm）。

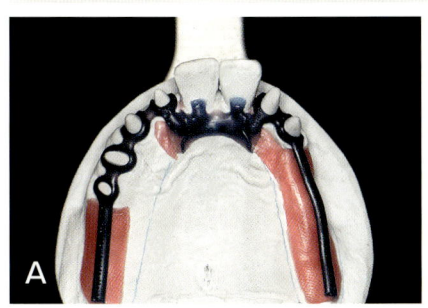

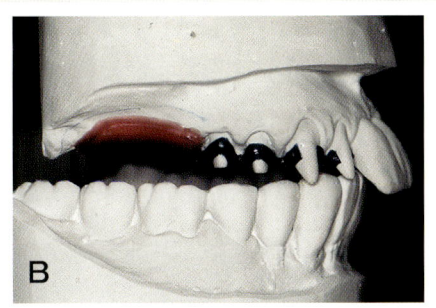

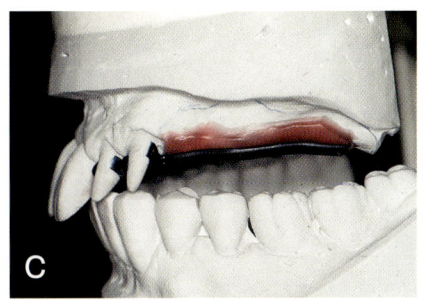

図5 A~C　内冠装着後フレームを製作し、フレームと粘膜面のスペースを付与する。前歯部は 3/4 状のリング。

6 ⑥前歯を含む審美領域のリングは、全周のワックスアップ後に唇面部をカットして3/4のリング状にして、その上に取りつける人工歯にリングのメタル色が透過しないようにすることと維持を強固にする厚みを設ける。臼歯部は全周のリング状ワックスアップにする。

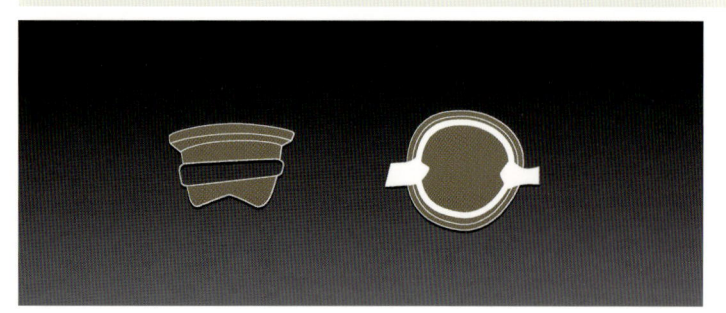

図6　臼歯部の内冠、維持力を付与したリングを示す。

7 ⑦各支台歯上にリングのワックスアップが済んだら、各リングを連結する部分のフレームのワックスアップ（使用するワックスは GC,REDAY CASTING WAX HR28、幅径 2.8mm、高さ 1.1mm）をするが、RID の床部分の維持の役割をする連結部は印象面の歯槽頂上から 1～2mm の空隙を設けてワックスフレームを形成し埋没、鋳造をする。

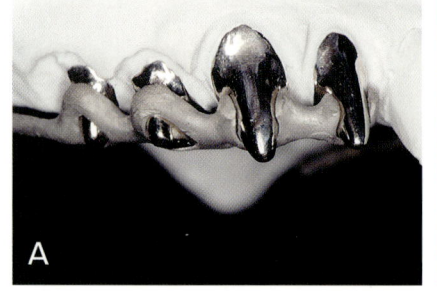

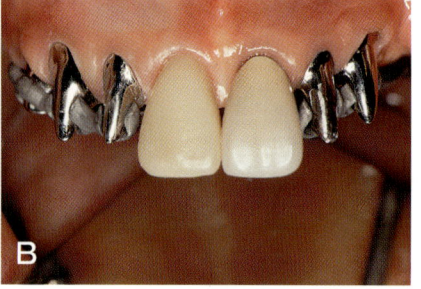

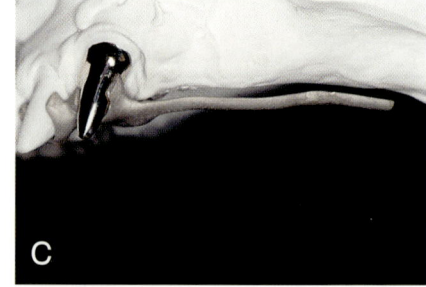

図7 A～C　内冠上にセットした3/4のリング、口腔内での状態、レジンでフレームを被覆するスペースを示す。

8 ⑧鋳造後に粗研磨をしたフレームを口腔内に試適をする。咬合高径が決定されていないか、または不明な場合はフレーム上にワックスリムを作り、セントリックバイトを採得する。

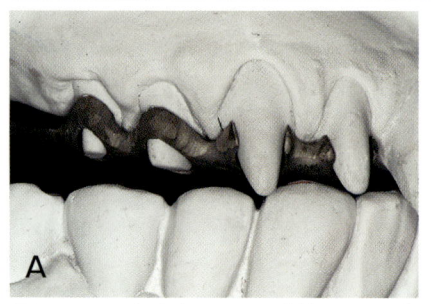

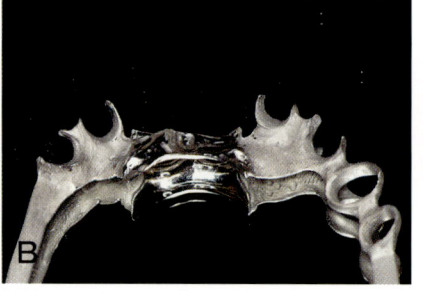

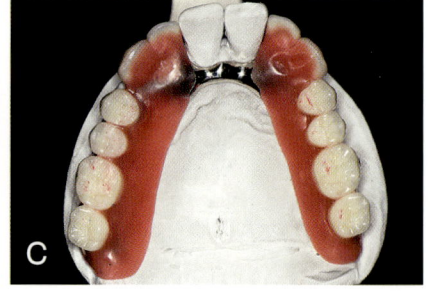

図8 A～C　臼歯部はリング状のリング、部位によりリングの形態の違いを示す。

CHAPTER3　リインフォースド・リング・デンチャー（RID）の技工操作

9 ⑨セントリックバイトとフェースアナライザーを用いて、咬合器に固着し人工歯排列をする。

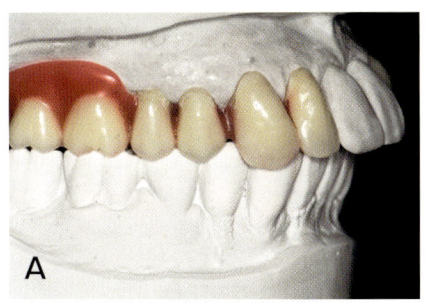

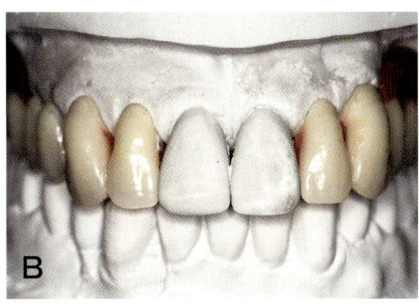

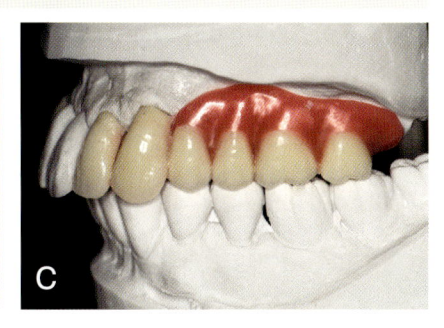

図9 A~C　人工歯を排列した審美部位と床外形。

10 ⑩内冠を被せた前歯部は、人工歯の内面をシェル状に削除する。前歯の切端はフェースアナライザーのアイレベラーを基準にして審美性を配慮して排列をする。

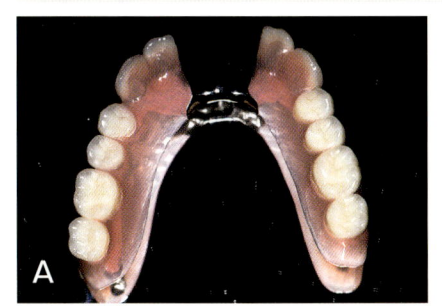

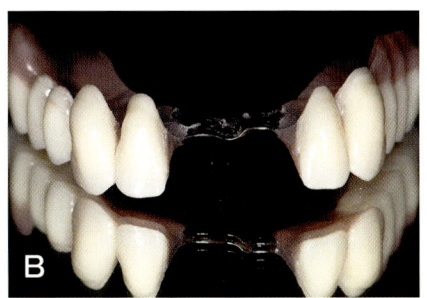

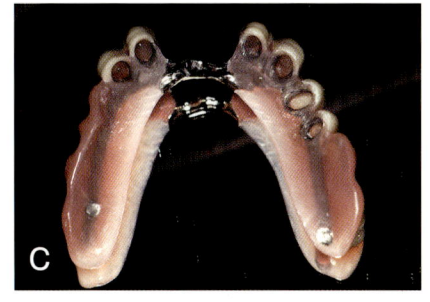

図10A~C　完成したRIDで強固に設計され、しかも床が小さい。

11 ⑪リングとフレームが内臓されたワックス状態のデンチャーを口腔内で試適をする。レジン重合後、研磨をしたRIDを患者の口腔に装着する。

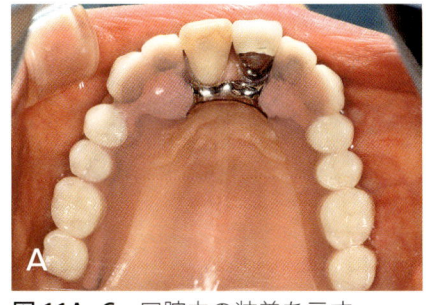

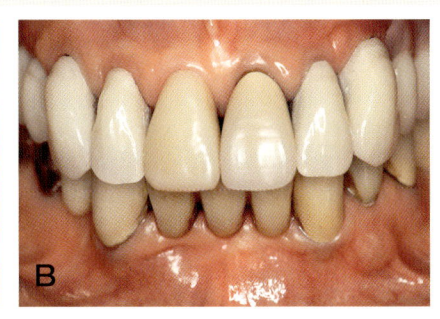

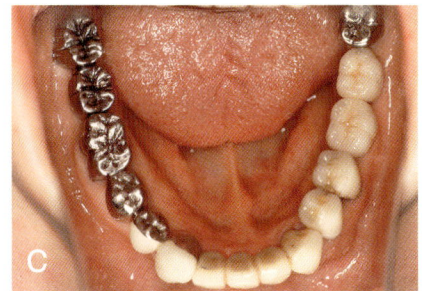

図11A~C　口腔内の装着を示す。

04 修復物の強度と床外形

　前述したように、RIDの基本的形態は、患者に心理的満足感を与えることと、あくまでも妥協的な修復法であることを考慮して、歯牙、歯槽骨支持としてある。

　残存している脆弱な歯牙は、相互にリングとフレームで連結することで維持力が増大するが、そのためにリングとフレームの脚部の連結は強度が要求されるので、太いリングと強固な脚部を作らなければならない。可撤性義歯の弱点でもある安定・固定を、このRIDシステムは特殊な機能を付与して図っている。そのために修復物の強度の増強と床を小さくすることができる。

05 審美を得るリングの製作法と人工歯の排列

　この装置が前歯部修復を含む場合、強固なフレームと固着を得るために、RIDの内冠にメタルを用いるが、残存歯質を可能な限り保存しなければならず、その上部に内冠を装着することになると、支台歯部分のボリュームが大きくなってしまう。

　そこで、リングの唇側部を1/4カットして、メタルカラーの透過性を消失させた上で、そのカットした部分に人工歯をシェル状に削除して組み込む。しかし、この操作が維持力や強度の減少にはならない。メタルの内冠がゴールド色であれば、周囲の色調に調和しやすいので、ゴールドで内冠とリング・クラスプを製作すれば、シェル状に削除した人工歯が組み込まれても、より良い審美性が得られやすい。

　人工歯の調整と排列は原則的には義歯の排列に準じるが、今までのような局部可撤性義歯の場合には、フレームやノブが邪魔になり、正常な歯の位置に人工歯を排列することが困難な場合がある。

　しかし、このRIDシステムでは、前述のような煩雑さがない。ただし、人工歯が脱離しないように、固着するときは十分に注意をする。

06 リングと人工歯と床を連結するための方法

　内冠とリングの間にはわずかな空隙を設けておく。デンチャーがルーズになったり、支台歯が欠損した場合にその空隙を利用してレジンを添加して、RIDの固着を強くしたり、欠損部を修理するからである。このリングと床部分を連結するのはメタルプライマーによる結合であるが、レジン部分が狭窄されているので、十分な維持を講じなければならない。
　前歯部では基準にもとづいて人工歯を削合、添加をしながら形態を修正する。臼歯部は同様に人工歯を排列する。支台歯が欠損している部位は、フレームを覆った床外形のワックスリム内に人工歯を排列すると、簡単に修復することができる。

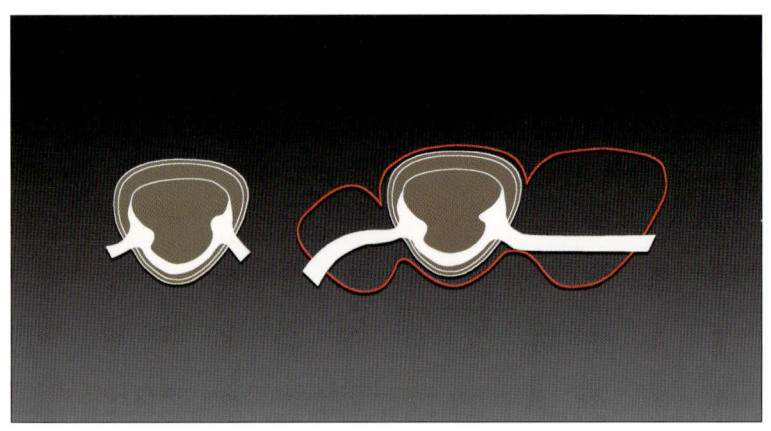

図1　リングとフレームと人工歯の排列位置。

07 内冠の形態と製作方法

①内冠の支台歯は、アンダーカットをなくしてRIDの着脱方向を考慮しながら、残存歯質をできるだけ丸味をもたせた形成にする。歯頸部分のショルダーは、可能ならば0.8～1.0mmとして明瞭なプレパレーションをする。ベベルは明瞭に付与して歯肉縁上で終わる。

②無圧印象材（ハイドロコロイドなど）で印象後、内冠の製作をする。

③作業模型はフェースアナライザーを用いて咬合器に固着し、内冠の長径を一致させる。

④プレパレーションされた支台歯の長さが違う場合、適正な平面をアイレベラーで決め、RIDの着脱方向に合わせてワックスアップをする。この操作で内冠の長さが一定になり、外側の人工歯の審美性が得やすくなる。

⑤頬唇側は人工歯に厚みを与えるため、内冠はできるだけ薄くして、近遠心側で維持を得るようにし、残存歯数が多くなるほど、テーパーを緩め、維持力を調節する(デンチャーの維持を得るために、溝を近遠心面に形成することがあるから、その部分に厚さを残しておく)。

⑥リングの太さと位置を考慮してワックスアップし、ショルダーの下の露出した歯質を完全にメタルでカバーする。

⑦内冠のマージン部歯肉を刺激しないようにメタルのショルダー部は歯肉縁上に設ける。

08 ルーズフィットへの補修方法

　内冠の状態は、残存歯の残存歯質量、残存歯数、残存歯部位、残存歯の歯軸方向、残存支持組織の状態によって左右される。残存歯が健固な場合には、内冠は円錐形で十分な維持が得られるが、長期間経過するとルーズになることがある。内面がすべてレジンで製作されているため、リベースが容易で、この操作で再度強い固着が得られる。

　リベースで維持や固着が補えない場合、維持力が減少した時点で内冠にバーで溝を形成して、そのスペースにレジンを添加すれば、ルーズフィットが解消される。

　ただし、残存歯の歯数、部位、支持組織が少なくて脆弱になった場合は、できるだけ内冠に維持を求めないようにして、最小面積の床外形部を拡大伸展する。

　既に患者はRIDに慣れているので、床外形を拡大しても抵抗感や違和感を感じなくスムーズに受け入れる。

09 各材料の比較、特徴

　RIDに使用する材料は、それを構成する各々の部分によって分類される。①内冠、②リング、③レッグと呼ばれるバー、④人工歯、⑤床外形の5つに分けられる。

①内冠
　内冠は歯牙に固着されるメタルコアと同機能であるとの考え方から、通常のクラウンに用いられる金属を使用する。近年、審美的要求度からセラミック系の材料がコア材として用いられているが、このシステムでは、人工歯を取りつける過程で考慮することになるから、セラミックでなくてもよい。
　しかし、多くの制限された条件内で審美を再現することを考えると、人工歯を透して内部のメタルカラーが透けて審美性が損なわれるような症例では、ゴールドメタルを使った方が良いであろう。

②リング
　リングは強固な維持が求められるため、臼歯部では太いリングとするが、前歯部では審美を損ないかねないため、唇側1/4だけリングをカットして、強固さと審美とを同時に満たすように設計する。人工歯の透過性を考慮した場合、リングのメタルもゴールドを使用することが最も望ましい。

③バー
　リングとフレームの脚部との連結はとくに強度が求められるため、これを満たせるメタルが良い。

④人工歯
　内冠の上に被さるリングの強化部と連結部を覆うレジン床上に重合固着する人工歯は、顎運動や咬合接触が正常でブラキサーがない場合、硬質レジン系の人工歯を削合して用いる。一方、顎運動に問題のある症例や、ブラキサーのある症例は、咬合面はメタルが望ましい。しかし、審美性を優先するには人工歯は硬質レジン系が最適であろう。

⑤床外形
　床の部分はRIDシステムの機構上、各部との連結としての意味でしかないので、

床は欠損部の歯肉カラーと一致させるために豊富な色調の選択のできる床用レジン材料を用意しておく。
　以上の目的からみて材料が具備すべき条件とは、次のとおりである。
1．強固であること
2．操作性が良いこと
3．修理、添加が容易であること
4．審美性が得られること
5．変色、変形率が少ないこと

内冠の特徴
　内冠は歯牙に固着するメタルコアの形態をして、その上部にリングが覆う様式であるから、その形態は、残存する歯質の量に依存する。維持力とRIDの着脱方向を妨げず、しかも挿入方向が同一方向であることと可能な限りの維持力とリングの安定性が要求される。

■**主な材料**
内冠、リング、レッグはメタルを使用するが、前述したように審美部位はゴールド系を使用する。

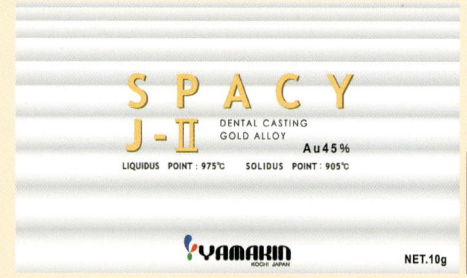

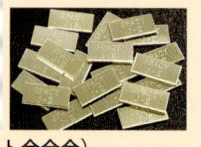

▲スペイシージェイツー（歯科鋳造用低カラット金合金）
問合先：山本貴金属地金株式会社

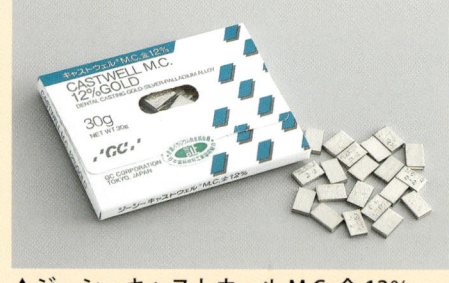

▲ジーシーキャストウェル M.C. 金 12%
(鋳造用微結晶質金銀パラジウム合金)
問合先：株式会社ジーシー

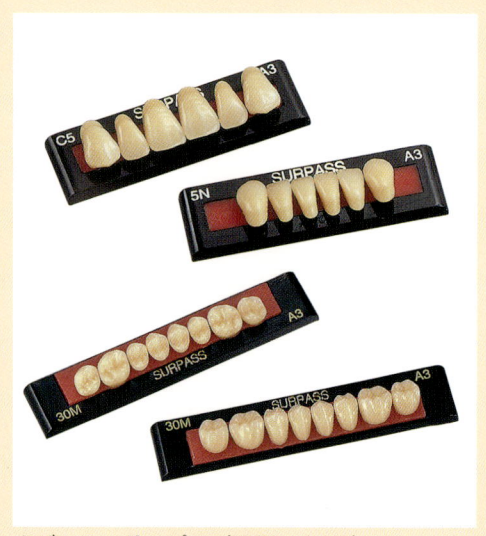

▲ジーシーサーパス（硬質レジン歯）
問合先：株式会社ジーシー

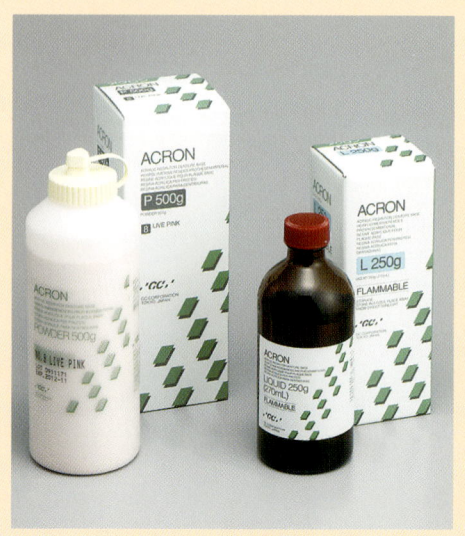

▲ジーシーアクロン（義歯床用レジン）
問合先：株式会社ジーシー

維持が得られない、あるいは維持が弱くなった場合は、内冠の外側に沿って溝を入れることができるメタルの厚さを確保しておくと、以後の対応や補填が容易となる。

内冠は、残存歯に対して固定効果のある維持装置でなければならず、二次固定を期待できる維持装置の種類の中で、最も単純で合理的な形がテレスコープである。この装置は維持力が小さいクラウン・スリーブ・コーピングで強固な垂直支持を得やすいことが特徴である。また問題が生じた場合に容易に対応できる幅広い方法である。

コーヌスデンチャーの場合は、外冠がメタルのため、マージン部に金属色が露出して、審美性を損なったり、内冠の歯牙が失われると、その部分の修復が困難となる。

RIDは各歯牙を連結固定するための装置で、内冠だけで外冠は必要としない。内冠が残存歯同士で平行性が保たれて、長くなく、しかもその上のRIDが十分に固定できるだけの長径と内冠の各面がアンダーカットやオーバーカントゥアになったりしないように製作する。先端は丸く、各内冠はRIDの維持を確実にするため、可能な限り、近遠心にテーパーを付与する。

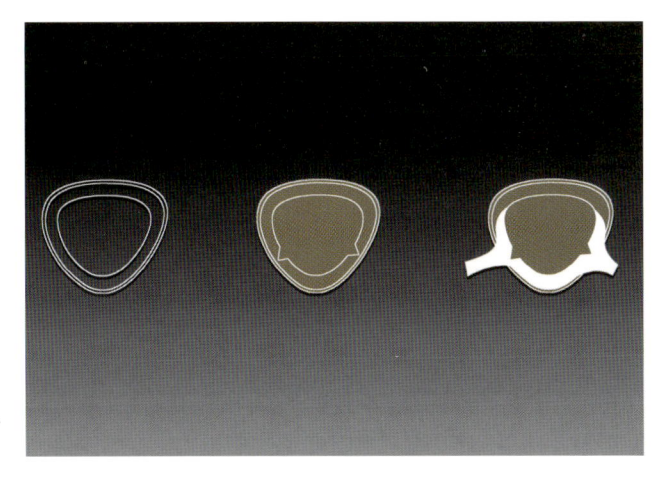

図1 支台歯の歯質残存量が少ないときは、内冠に突起を付与して維持力を増す。

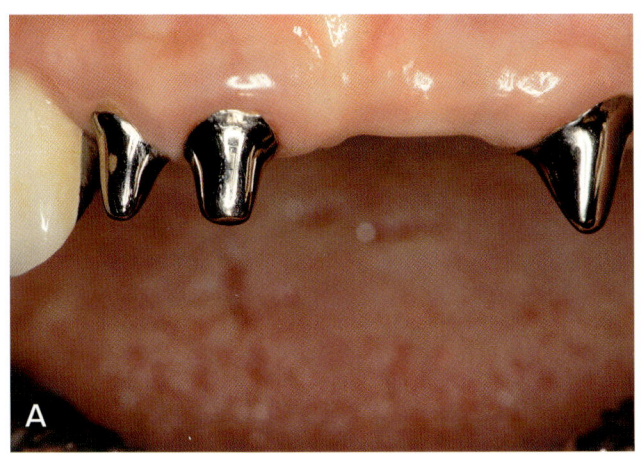

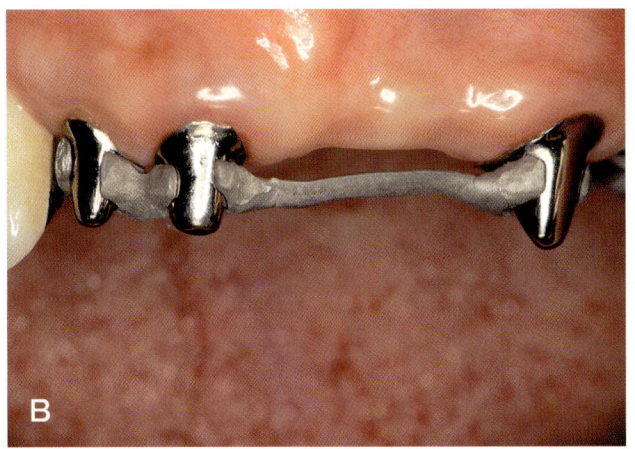

図2 A,B 内冠とフレームの空隙は床部分のレジンで被覆される。この部分は、RIDがルーズになった場合に裏装できる機構がある。

あとがき

■最終補綴物が装着され、機能回復および審美が理想的に得られた時、術者も患者も治療が終わったと感じてしまう。しかし、その後も経年的に小さな問題が起きるものであり、同時に患者は加齢とともに全身的にも問題が生じ始めてくる。

これからの歯科治療は、高度な治療はもちろんであるが、長期安定性と再治療への対応性が求められてくると思う。その中で、RIDのアイデアは改良をかさねてこのレベルまできたもので、非常に有効性が高いと感じている。患者も治療の初期から最終修復物装着まで、あるいは高齢で寝たきりになった場合など、このシステムの恩恵を受ける場合が多い。

このシステムが多くの先生方と患者さんの幸せにつながるための一助となることを期待したい。（佐藤孝弘）

■私は臨床に携わるようになって20年、開業して15年になる。誠実に臨床に取り組んできたが、再治療や新たな疾病の発症への対処が求められる症例もある。

時には歯科医学の限界さえ感じることもある。残存させる歯牙も現在では予後判定基準に従って治療計画を立てているが、術者の予想を超えた問題やトラブルも発生する。

また、長期間、患者のメインテナンスをしてくると、患者自身をとりまく経済的、肉体的環境も変化していくため、疾病の回復治療に困惑することも多い。

しかし、目の前の患者を決して見捨てるわけにはいかない。RIDは術者側の理想の治療ではないかもしれないが、妥協的に疾病の回復治療に有効な場合も多い。まさに臨床を突きつめてきた我々の問題解決の一方法ではないだろうか。

今回、この書の執筆チームに加わり、私は計り知れない多くの知識を得たことに対して、執筆をともにした先生がたに心から敬意と感謝を申し上げる。（篠原俊介）

■「心から喜んでもらえる快適な義歯はないだろうか」と、患者のさまざまな要求に対峙しながら、常に自問自答する自分がいた。

局部義歯の製作では、日常臨床の中で高い比率を占めているにもかかわらず、クラスプによる審美障害には目を背け、鉤歯への負担荷重を知りながら、義歯安定の要求に答えるために安易に

クラスプを曲げて維持力を増加させていたり、残存歯牙と義歯人工歯の被圧変位量の違いによる咬合調整の難しさを知りながら、深い思慮のない医療を提供していた。

　自己嫌悪感に苛まれていた 2001 年、恩師である細山先生のところで、RID との出会いがあった。RID は審美性に優れ、これが義歯なのかと目を疑った。発音を妨げない床縁の位置設定、支持の増大による咀嚼能率の向上、機能と審美の確立が、患者の真の笑顔を作りだしていることに気づかされた。歯科医師として、やりがいとは何であるか――とかく、自己満足の医療に陥りやすいが、術者と患者がお互い笑顔でいられる関係を築き、ストレスのない医療を確立する中で、やりがいを見出せるものではないか。RID はそのための有効な手段のひとつといえる。（武井賢郎）

■ RID を初めて知ったのは数年前であったが、その考え抜かれたコンセプトと設計に加えて、一見すると義歯とは思えない美しさに驚嘆したことを覚えている。治療制限のある患者に RID を適応しているが、とくに大規模な外科的侵襲が適応できない症例では、その優位性が如実に発揮される。改めてこのシステムが患者側に立ったものであることを実感させられる。この素晴らしいシステムが広く臨床家の間に普及していくことを願っている。（村田雅史）

■鉤歯をクラウンで補綴し、そこへクラスプのかかったパーシャルデンチャーを製作する方法が一般的だと思うが、審美、機能を十分に得ることが難しい上、鉤歯が抜歯となった場合の修復も困難で、修復されたデンチャーは決して審美的とは言えないことが多くある。RID は審美が得られやすく、複雑な作業を必要としない。

　本書にあげた製作方法はあくまでオーソドックスなもので、個々の患者に適した物にするためには、維持力、床外形、排列などに配慮が必要になってくる。

　金銭的、肉体的に妥協せざるを得ない場合、インプラント植立までのプロビジョナルとしての使用などさまざまな用途が考えられる。このことからもこの RID システムは今の時代のニーズに適しているのではないだろうか。（小髙一真）

参考文献

1. 佐藤直志. 歯周補綴の臨床と手技. 東京：クインテッセンス出版, 1992.
2. 井上 孝. 歯科なるほどホント学. 東京：デンタルダイヤモンド社, 2000.
3. 保母須弥也, 細山 愃. インプラントの咬合. 東京：クインテッセンス出版, 2006.
4. Mitrani R, Brudvik JS, Phillips KM. Posterior implants for distal extension removable prostheses: a retrospective study. Int J Periodontics Restorative Dent 2003；23（4）：353-359.
5. Cordaro L, Torsello F, Ercoli C, Gallucci G. Transition from failing dentition to a fixed implant-supported restoration：a staged approach. Int J Periodontics Restorative Dent 2007；27（5）：481-487.
6. Magne P, Belser UC. Rationalization of shape and related stress distribution in posterior teeth：a finite element study using nonlinear contact analysis. Int J Periodontics Restorative Dent 2002；22（5）：425-433.
7. Longoni S, Apruzzese D, Careddu G, Sartori M, Davide R. New telescopic crown protocol for partially edentulous patients：report of 32 cases. Int J Periodontics Restorative Dent 2005；25（5）：475-481.
8. Cehreli MC, Akça K. Impression techniques and misfit-induced strains on implant-supported superstructures：an in vitro study. Int J Periodontics Restorative Dent 2006；26（4）：379-385.
9. Müller HP, Eger T.Masticatory mucosa and periodontal phenotype：a review. Int J Periodontics Restorative Dent 2002；22（2）：172-183.
10. Yalisove IL. Crown and sleeve-coping retainers for removable partial prosthesis. J Prosthet Dent 1966；16（6）：1069-1085.
11. Ogata K, Watanabe N. Longitudinal study on torque transmitted from denture base to an abutment tooth of lower distal-extension removable partial dentures with conus crown telescopic system. J Oral Rehabil 1993；20（3）：341-348.
12. Ogata K, Ishii A, Shimizu K, Watanabe N. Longitudinal study on occlusal force distribution in lower distal-extension removable partial dentures with conus crown telescopic system. J Oral Rehabil 1993；20（4）：385-392.
13. Schweitzer JM, Schweitzer RD, Schweitzer J. The telescoped complete denture：a research report at the clinical level. J Prosthet Dent 1971；26（4）：357-372.
14. Isaacson GO. Telescope crown retainers for removable partial dentures. J Prosthet Dent 1969；22（4）：436-448.
15. 佐藤孝弘, 草刈 玄, 宮川 修. 下顎臼歯部に適要したインプラント周囲骨の三次元有限要素法による応力解析. 上部構造による連結の力学的影響. 補綴誌 1996；40（4）：682-694.
16. 堀田宏巳. 下顎 Osseointegrated implant 症例における Fixture の被圧縮変位特性に関する実験的研究. 歯科学報 1992；92（1）：1-65.
17. Saunders TR, Gillis RE Jr, Desjardins RP. The maxillary complete denture opposing the mandibular bilateral distal-extension partial denture: treatment considerations. J Prosthet Dent 1979；41（2）：124-128.
18. Mitrani R, Brudvik JS, Phillips KM. Posterior implants for distal extension removable prostheses：a retrospective study. Int J Periodontics Restorative Dent 2003；23（4）：353-359.
19. Carranza FA Jr, Newman MG, et al. Clinical Periodontology. 8th ed. Philadelphia：WB Saunders Co, 1996；297.
20. 吉江弘正 他編. 臨床歯周病学. 第1版. 東京：医歯薬出版, 2007；148-151.
21. Hassell TM. Tissues and cells of the periodontium. Periodontol 2000, 2003；9-38.
22. Lindhe J, et al. Clinical Periodontology and Implant Dentistry. 3rd ed. Copenhagen：Munksgaard, 1997；19.
23. 前田健康, 原田史子. 歯根膜ルフィニ神経終末の再生・発生過程. 新潟歯学会誌 2003；33（2）：167-169.

著者略歴

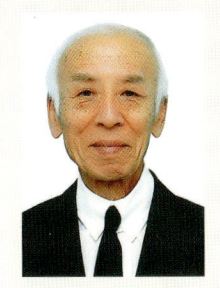

細山　愃（ほそやま・ひろし）

S 36 年　東京歯科大学卒業
東京歯科大学病院臨床検査室入局
H 2 年　USC Dr. Raymond L. Kim に師事
H 2 年　ITI インプラントインストラクター
H 14 ～ 19 年　新潟大学歯学部元非常勤講師
H 20 年～　新潟 SJCD 顧問

【主な所属学会】
日本レーザー学会会員、口腔インプラント学会認定講習会講師、ITI フェロー、日本顎咬合学会指導医・評議員・咬合スコアー部会、日本歯科審美学会認定医・理事、日本再生医療学会会員、日本歯科人間ドッグ学会理事、日本口腔インプラント学会会員、新潟 SJCD 顧問、TDRG 顧問

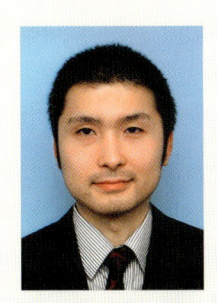

小髙一真（こたか・かずま）

H 14 年　新潟大学歯学部附属歯科技工士学校卒業
㈱シンワ歯研入社
H 19 年　㈱シンワ歯研退社　細山歯科医院勤務

【主な所属学会】
日本顎咬合学会会員、新潟 SJCD 会員

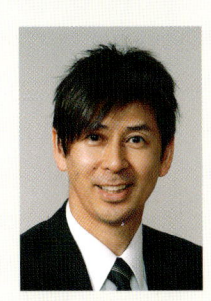

佐藤孝弘（さとう・たかひろ）

H 8 年　新潟大学大学院歯学研究科修了　歯学博士
H 9 年　新潟大学歯学部文部教官助手　新潟大学歯学部付属病院インプラント外来代表
H 14 年　新潟大学医歯学総合病院義歯診療室総括医長
H 17 年　同上退職　新潟市開業（olive dental house）

【主な所属学会】
ITI メンバー、ITI フェロー、OJ 正会員・理事、日本補綴歯科学会専門医、日本顎咬合学会指導医、新潟 SJCD 会長、日本口腔インプラント学会会員

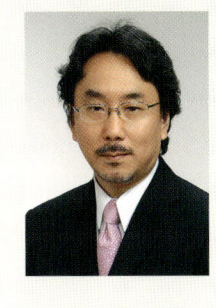

篠原俊介（しのはら・しゅんすけ）

H 3 年　明海大学歯学部卒
H 3 年　財団法人勤労者医療会　代々木歯科勤務
H 7 年　埼玉県朝霞市開業
H 16 年　医療法人社団嶺志会設立
H 22 年　港区西麻布分院開業

【主な所属学会】
日本顎咬合学会指導医、日本口腔インプラント学会、日本歯周病学会、日本歯科人間ドック学会、日本歯科 CAD/CAM 学会、新潟 SJCD 会員、EAO、ITI、OJ　Active member

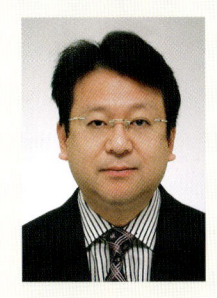

武井賢郎（たけい・けんろう）

H 3 年　朝日大学歯学部卒業
H 3 年　朝日大学歯学部口腔外科第一講座在籍
H 7 年　長野県千曲市開業

【主な所属学会】
日本歯周病学会認定歯周病専門医、厚労省認定臨床研修指導医、日本顎咬合学会理事・指導医、日本臨床歯周病学会認定医、日本歯科人間ドッグ学会認定医、日本口腔インプラント学会、日本歯科審美学会、新潟 SJCD 副会長、OJ 正会員、AAP、ITI メンバー

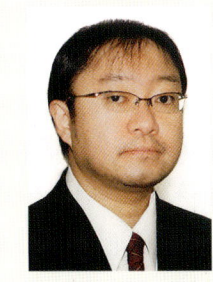

村田雅史（むらた・まさし）

H 4 年　新潟大学歯学部卒業
H 8 年　新潟大学大学院歯学研究科博士課程修了（歯学博士）
H 10 年～ H 18 年　新潟大学助手（歯周病診療室）
H 18 年　村田歯科医院（新潟市中央区）副院長

【主な所属学会】
日本歯周病学会認定歯周病専門医・評議員、明倫短期大学臨床教授、新潟大学歯学部非常勤講師、日本顎咬合学会会員、新潟 SJCD 理事

| 再修復デンチャーテクニック

2011年2月10日 第1版第1刷発行

監 修	細山　恒
執 筆	小髙一真　佐藤孝弘　篠原俊介 武井賢郎　細山　恒　村田雅史
発 行 人	佐々木　一高
発 行 所	クインテッセンス出版株式会社 東京都文京区本郷3丁目2番6号　〒113-0033 クイントハウスビル　電話（03）5842-2270（代表） 　　　　　　　　　　　（03）5842-2272（営業部） 　　　　　　　　　　　（03）5842-2280（編集部） web page address　http://www.quint-j.co.jp/
印刷・製本	サン美術印刷株式会社

Ⓒ2011　クインテッセンス出版株式会社　　　　禁無断転載・複写
Printed in Japan　　　　　　　　　　　　落丁本・乱丁本はお取り替えします
　　　　　　　　　　　　　　　　　　　ISBN978-4-7812-0184-9　C3047
定価はカバーに表示してあります

世界唯一のインプラント咬合の書

インプラントの咬合

Occlusion for Implant

保母 須弥也　著
細山 愃

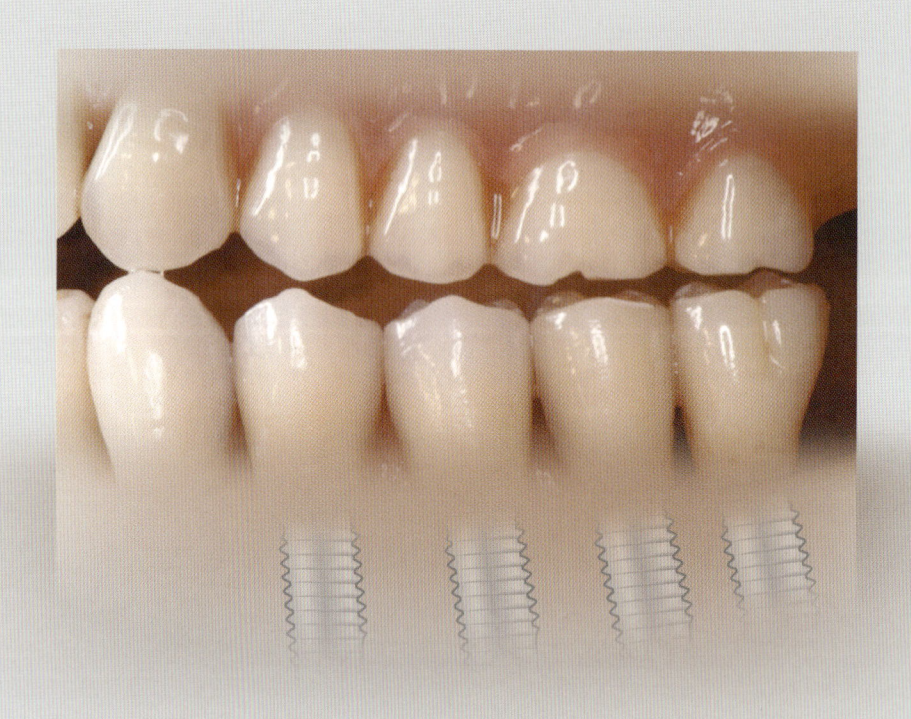

インプラント治療において咬合が重要な意味をもつことは、歯科医が等しく認めるところである。しかし具体的に何がどの程度に重要かということになると、科学的な認識とはなっていることは少ない。本書はインプラントの咬合という未知の世界に渾身の力を注ぎ込んだ著者畢生の書として、永く記録にとどめられるにちがいありません。

第1部　基礎編　天然歯の咬合
- 第1章　ナソロジーの歴史的考察
- 第2章　ヒンジアキシス理論を巡る論争
- 第3章　顆路の検証
- 第4章　咬合面のテクノロジー
- 第5章　前歯誘導の謎
- 第6章　下顎運動の電子的解析
- 第7章　臼歯離開の解明
- 第8章　ツインステージ法
- 第9章　セントリックの採得
- 第10章　顔面の情報

第2部　応用編　インプラントの咬合
- 第11章　インプラントの咬合機能
- 第12章　インプラントの変位量
- 第13章　即時荷重と咬合
- 第14章　オーバーロード
- 第15章　咬合のスキーム
- 第16章　代替神経筋機構
- 第17章　インプラント・ガイダンス
- 第18章　咬合面材料と形態
- 第19章　インプラントの治療計画パターン
- 第20章　咬合の長期経過観察

第3部　臨床編　臨床アトラス
- 第21章　インプラントの咬合の基本コンセプト
- 第22章　メタル・オクルーザルによる下顎位の確認
- 第23章　犬歯のインプラント・ガイダンス
- Appendix 1　インプラント・コーディネーター
- Appendix 2　ゼロホビー咬合器について

●サイズ:A4判変型　●264ページ　●カラー版　●定価:24,150円(本体23,000円・税5%)

クインテッセンス出版株式会社

〒113-0033　東京都文京区本郷3丁目2番6号　クイントハウスビル
TEL. 03-5842-2272（営業）　FAX. 03-5800-7592　http://www.quint-j.co.jp/　e-mail mb@quint-j.co.jp